腳踝貼紮可以

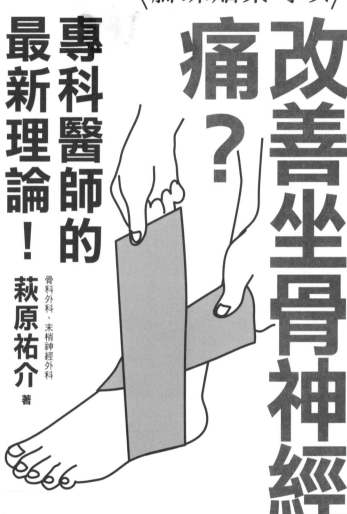

改善坐骨神經痛？

專科醫師的最新理論！

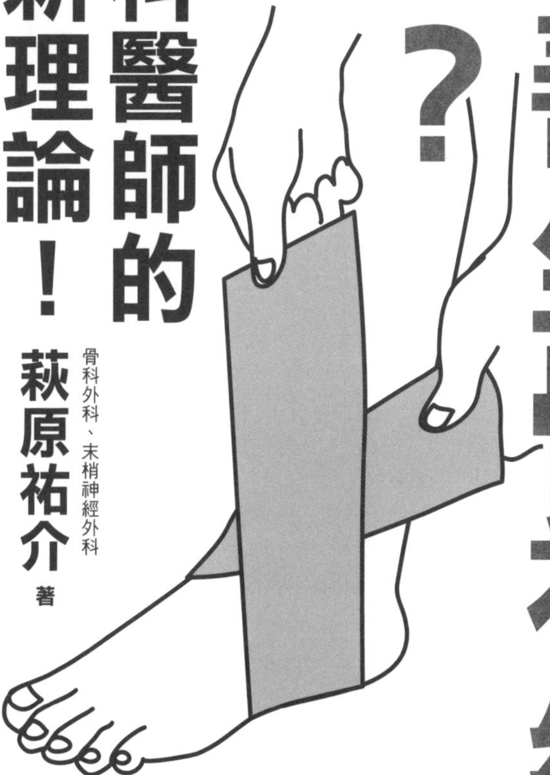

骨科外科、末梢神經外科
萩原祐介 著

楓葉社

前言

「有方法能治好原因不明的疼痛」

這是一本適合為坐骨神經痛所苦，也就是臀部、大腿、小腿、小腿肚、腳背、腳底、腳指等腰部以下部位有疼痛，或是難以根治腰痛者的書。

特別是經MRI等影像診斷結果證實，有原因不明的症狀又或是經醫師告知有坐骨神經痛、腰痛疑慮者，本書中的內容很可能會改變你未來的「人生品質」。

在本書中，我提倡「坐骨神經痛的原因，有可能出自於腳踝。若是如此，那固定腳踝將能大幅改善疼痛。」有些人聽到後也許會感到荒謬至極吧。腳踝到腳趾還有可能，但腰、臀、大腿等離腳踝這麼遠，怎麼會有關聯呢？而我認為，原因不明的坐骨神經痛及腰痛之所以會好不了，就是因為在醫學世界裡，也有這種錯誤的先入為主。

我大半的從醫經歷，都以「手部外科」為專科。在手部外科的世界中，大家都知道手腕神經若有問題，肩頸也會出現疼痛症狀（稱為腕隧道症候群）。這麼說也許有些太專業，但當經過手和手臂的末梢神經發生問題時，問題往往並非出自疼痛的部位，而是出自更靠近身體中心的其他部位。這是所有醫師從醫學書籍上學習到的「正確常識」。

因腳踝神經有問題，而導致腰部、臀部等身體的中心位置感到疼痛，是極其自然的事。我根據這個假設，治療了許多患者，並搜集資料寫成了論文。

過去因諸多原因，導致「常識」遭到扭曲。但我相信在不久的將來，這些常識將會被正確認知，進而受到修正。

本書中將解說腳踝造成坐骨神經痛的機制。並教你如何透過貼紮和護具等裝備改善生活習慣，進而改善症狀。希望所有有原因不明的疼痛，但不想動手術；症狀嚴重，但還是想儘可能改善的人，都能翻翻看這本書。

骨科外科、末梢神經外科醫師　**荻原祐介**

Conntents

Part 1

難以根治的坐骨神經痛、腰痛，竟來自「腳踝鬆弛」

Part 2

實踐篇 透過腳踝貼紮，改善坐骨神經痛與腰痛

Part 3

應用篇

提升腳踝貼紮效果的微運動及生活習慣

Part 4

患者案例 難纏的坐骨神經痛、腰痛因腳踝貼紮而獲得巨大改善

Part 1

難以根治的坐骨神經痛、腰痛，竟來自「腳踝鬆弛」

01 先檢查一下自己的腳吧

飽受遲遲好不了的疼痛所苦，然而看診後卻得到「原因不明」的答案。

若你也是如此的話，你的坐骨神經痛和腰痛說不定是來自於腳踝問題。若原因出自腳踝，則有機會能改善症狀。

首先，請用簡單的自我檢查，確認自己腳踝的狀態吧。這些檢查並不困難，但若有做不到，或不理解的部分，則挑選自己做得到的部分即可。

在確認時，**「腳踝是否傾斜」、「腳踝是否鬆弛」，以及「左右腳的差異」**相當重要。至於為何重要，接下來我將會仔細向大家說明。

那就讓我們趕緊開始吧。

鞋子的磨損程度檢查

請檢查看看常穿的鞋子，確認底部的磨損程度。其中應注意的地方在於是否有「單邊磨損」。若小拇指側（外側）或大拇指側（內側）的磨損特別嚴重，表示腳踝有傾斜的狀況，而這也是造成「腳踝鬆弛」的原因。

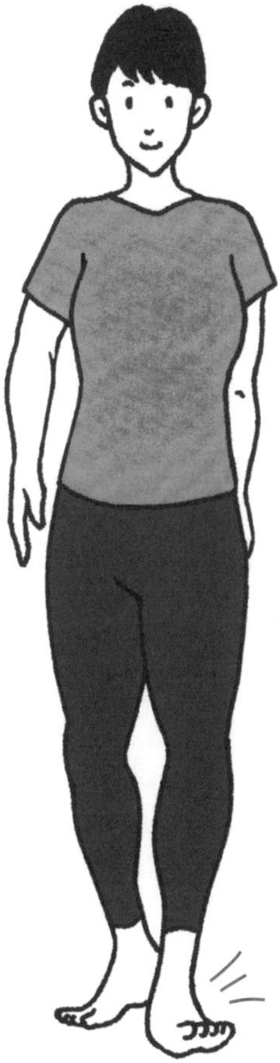

你是否在不知不覺中變成了O型腿呢。若只有單側腿發生這種狀況，則鞋底外側很可能有磨損。

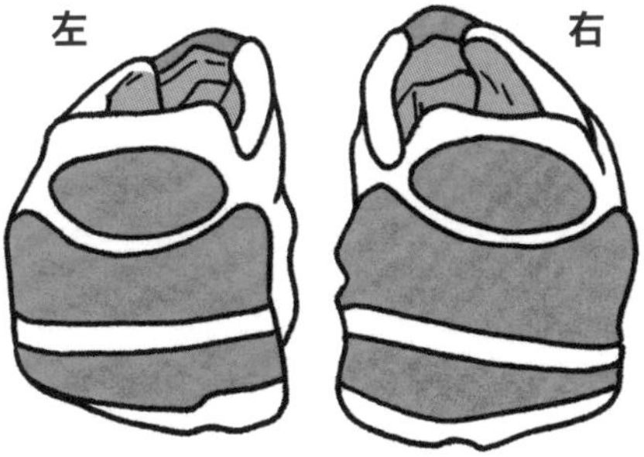

腳踝所造成的坐骨神經痛和腰痛，會使大拇指無力。體重全壓在腳的外側，導致鞋底外側磨損。

腳底角質化（繭）檢查

腳底與地面接觸部分的皮膚變硬變厚（角質化）。大拇指根部（拇指球）、小指根部、腳跟三處皮膚角質化程度均等為最理想的狀態。但就如鞋底磨損程度同理，當只有某側角質化時，說不定是因腳踝傾斜，對該處造成負擔。表示腳踝可能出現了鬆弛的狀況。

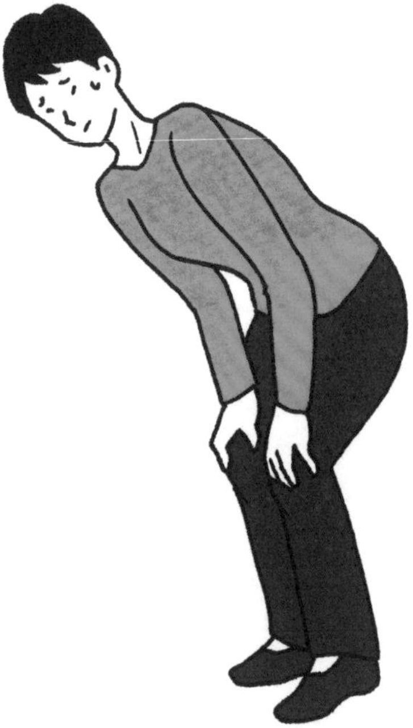

如前頁所說，當體重壓在腳的外側時，就會造成O型腿，使膝蓋和腳踝等部位產生疼痛。

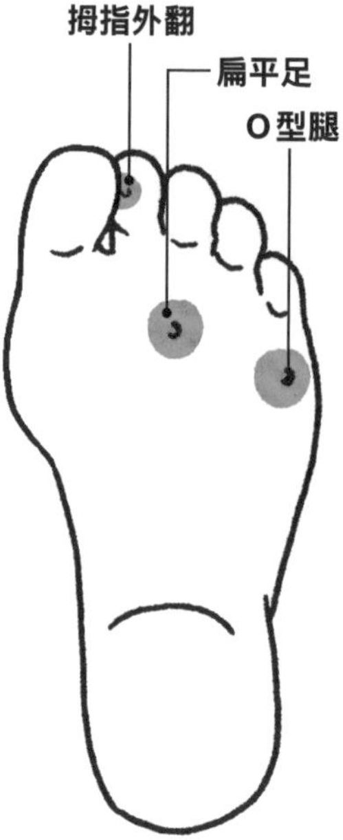

除了鞋子會磨損，上圖的部位長繭時，你的坐骨神經痛、腰痛就可能是來自於腳踝。

大拇指的力量檢查

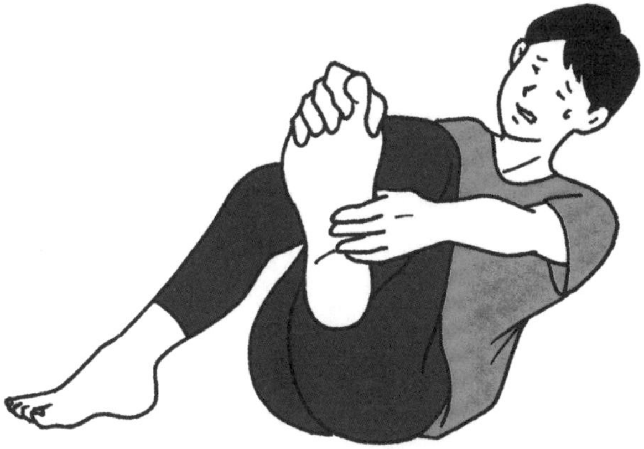

當無法靠前幾頁中確認鞋子磨損程度，及確認是否長繭的方式判斷時，可以直接觸摸腳拇指確認。

要順暢行走，靠的是大拇指踩踏的力量。請試著用手將大拇指往上扳，而大拇指則是同時出力抵抗，不要被拉走。由於大拇指的力量很大，所以應該不會被手拉走。但有些人因過去曾受傷，或姿勢不佳，而導致大拇指無法出力。

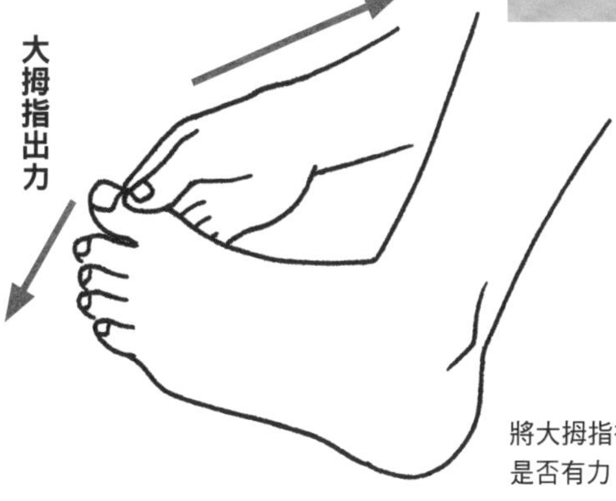

將大拇指往上扳，檢查大拇指是否有力。

試著維持蹲坐的姿勢

相撲準備時會採取的蹲坐姿勢。這是一種腳尖踮起，讓腰往下降，髖關節向外延展，讓背部自然挺直的姿勢。這本應是一個能放鬆並長時間維持的姿勢。但若做這個姿勢時感到腳痛、完全做不到，或維持不到五秒就失去平衡者，就可能有腳踝鬆弛的問題。

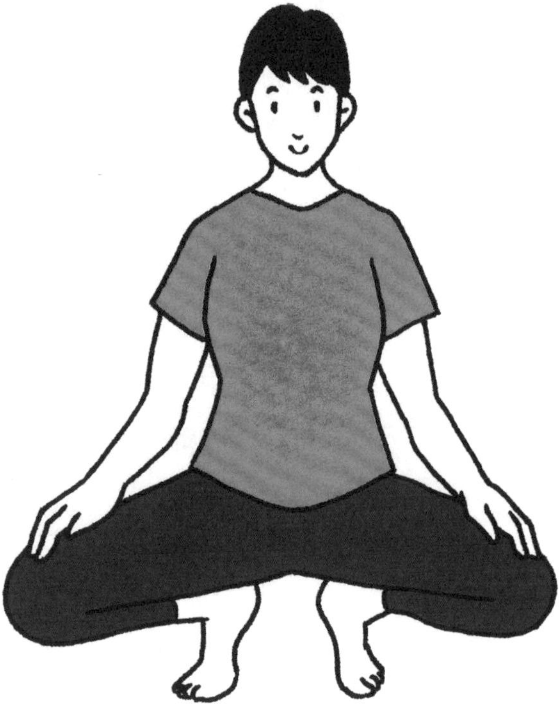

一邊注意是否有部位感到疼痛或麻痺，
一邊試著維持20秒吧。

從腳踝骨的乾燥程度、色澤檢查

當腳踝傾斜、腳踝鬆弛，使神經受到破壞，有時會使腳的外觀出現微妙的變化。觀察、比較看看腳的內外側，並確認是否有變化吧。

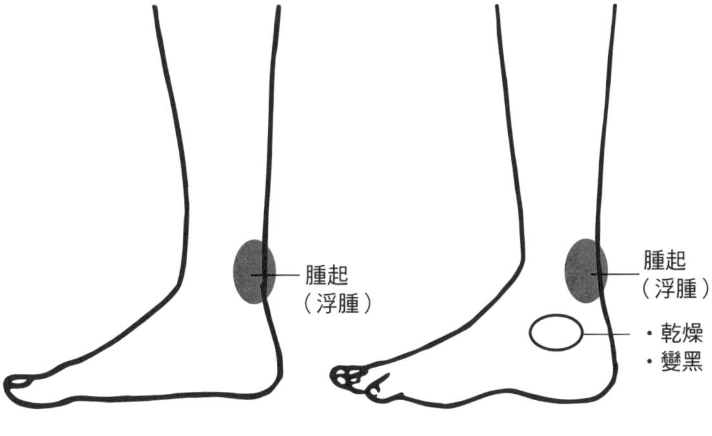

代表性的變化有腫起、乾燥、發紅、變黑等。

檢查是否有浮腫、麻痺的狀況

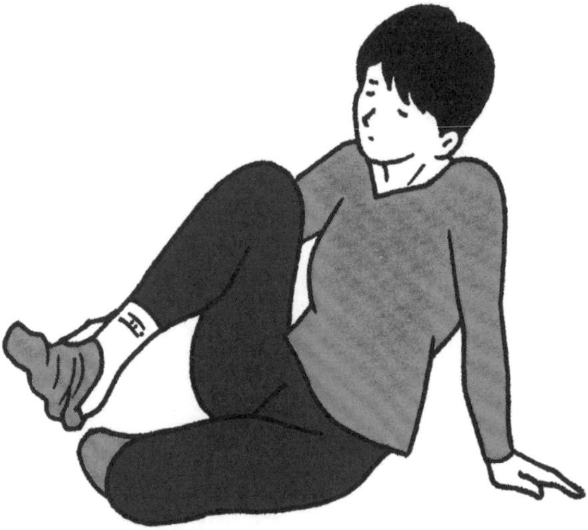

腳麻、有扭轉異狀、浮腫者
要多留意。

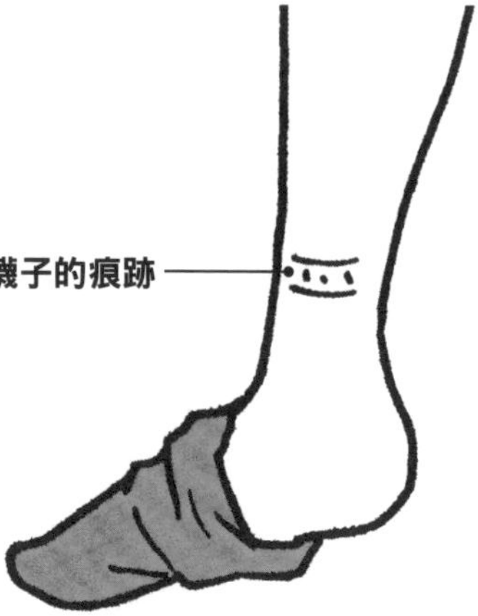

許多人曾感到小腿到腳踝的區塊有浮腫感。雖然可能來自於鹽分攝取過多、靜脈曲張等各式各樣的原因，但也可能是由腳踝鬆弛所引起。明明沒有跪坐，卻會腳麻者應多留意。

請多留意左右邊襪子的痕跡深淺及消失的狀況。

檢查是否有捲甲

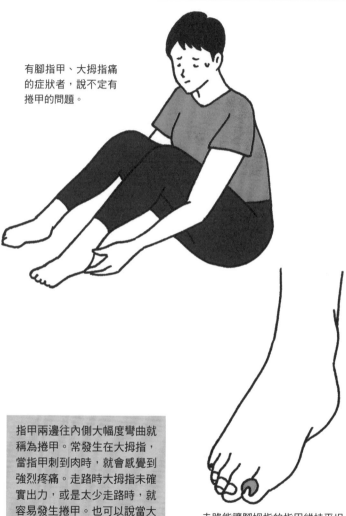

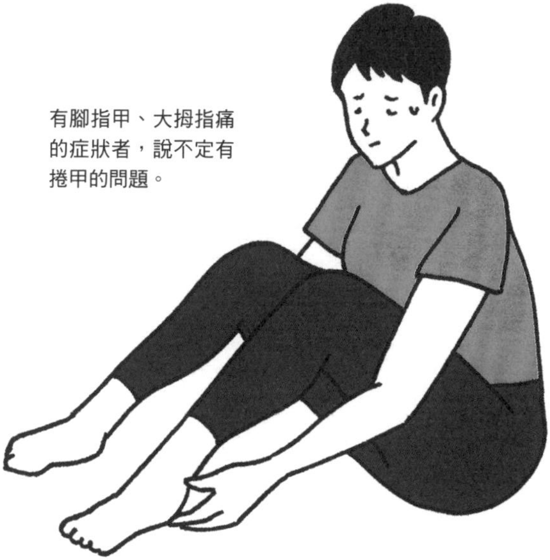

有腳指甲、大拇指痛的症狀者，說不定有捲甲的問題。

指甲兩邊往內側大幅度彎曲就稱為捲甲。常發生在大拇指，當指甲刺到肉時，就會感覺到強烈疼痛。走路時大拇指未確實出力，或是太少走路時，就容易發生捲甲。也可以說當大拇指浮起，腳踝傾斜時，較容易導致捲甲。

走路能讓腳姆指的指甲維持平坦狀態。當腳姆指未出力，就會發生捲甲。

用描線輪自我檢查的方法

將圖案從版型轉印到布料上時，會使用一種叫描線輪的裁縫道具。其實神經科相關醫師也會用一種類似於描線輪的「壓痛測試計」，來測試病患的感覺。就試著用描線輪來確認看看左右腳的感覺是否有差異，或按壓相近位置時的感受是否有不同吧。

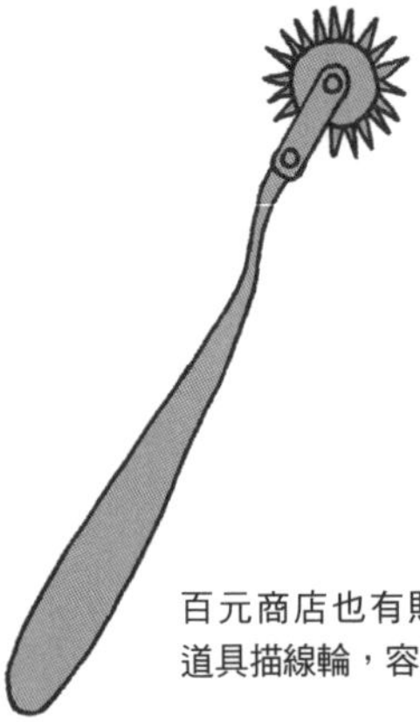

百元商店也有販賣裁縫道具描線輪，容易入手。

＜按壓的位置＞

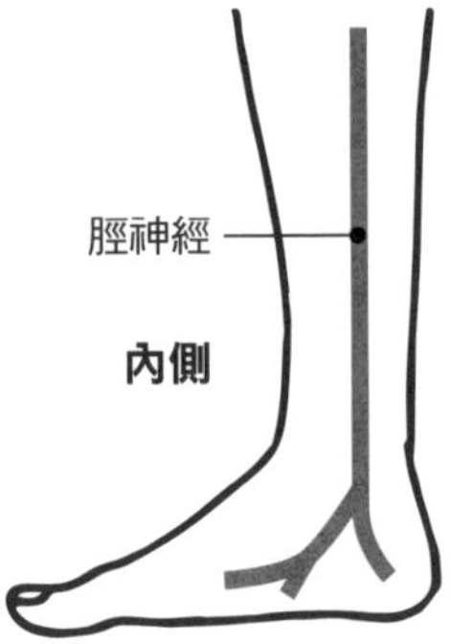

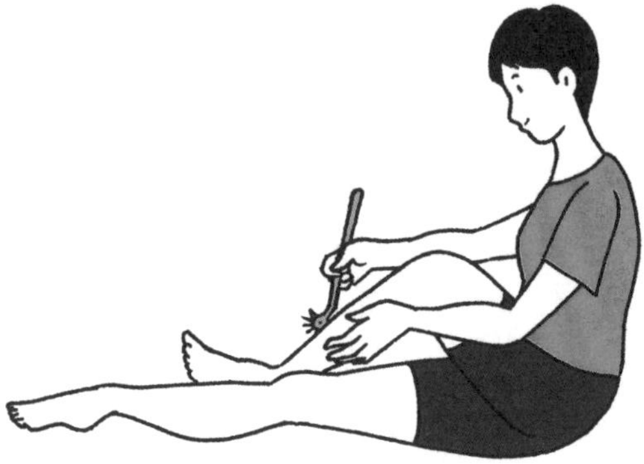

試著參考圖片，用滾輪按壓雙腳吧。
神經受損的腳，較容易感受到疼痛。

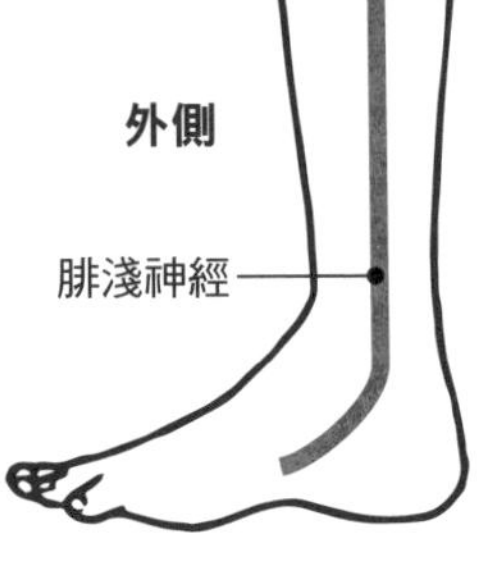

腰部造成之坐骨神經痛、腰痛的檢查方法

坐在地上，將腳向前伸，並慢慢讓上身向前傾倒，確認哪裡會感到疼痛。

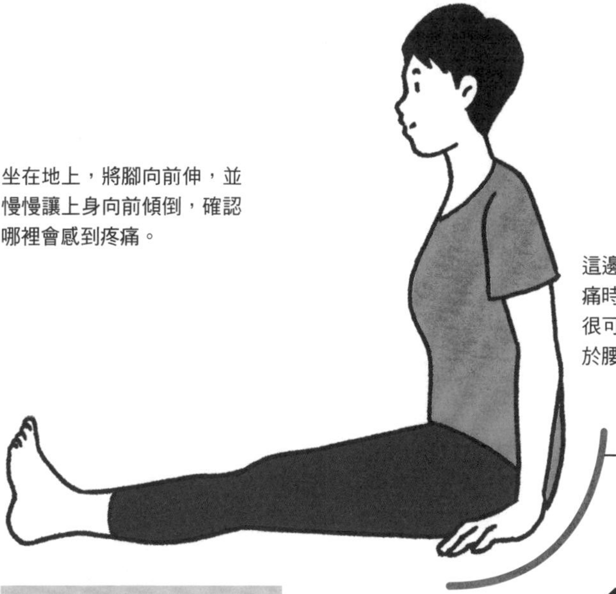

這邊感到疼痛時，原因很可能出自於腰部。

做這個測試時會感覺到疼痛者，疼痛的原因很可能並非出自腳踝，而是出自腰部（腰椎）。若是腳踝所導致的坐骨神經痛和腰痛，疼痛會經由腳踝與腰部之間的神經傳遞。因此當上身前屈時較容易感到疼痛。請確認看看上身向前彎時，疼痛是否會加重吧。但請務必慢慢做。當疼痛感變得強烈時請停止。此外，當完全無法伸展腳踝時，問題也很可能出自於腰部。

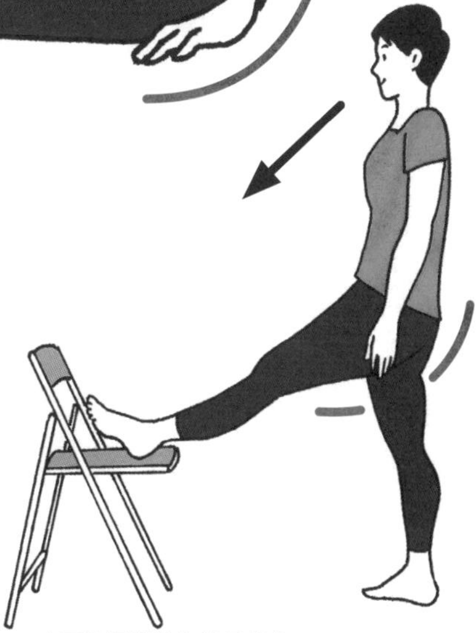

也可將單腳放在椅子等上，慢慢讓上半身前屈。

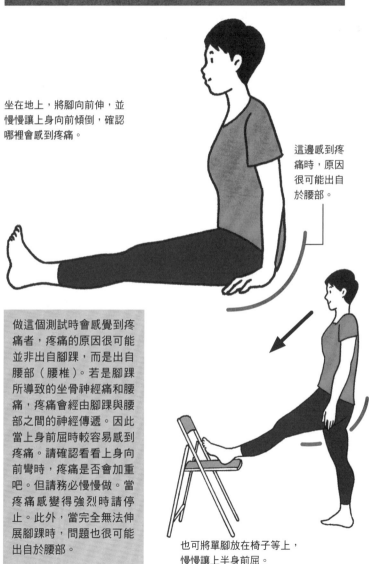

02 「腳踝鬆弛」，千萬要注意！

檢查結果如何呢？

透過自我檢查，可以知道「是否有腳踝鬆弛的狀況」、「是否因腳踝鬆弛導致神經受到傷害」。

踝關節在走路、站立時，扮演著非常重要的角色。而為了讓關節順暢活動，負責支撐關節的韌帶功能，就變得相當重要了。當因為種種的原因，導致腳踝上的多個韌帶拉傷，將使腳踝呈現鬆弛的狀態。

由於當腳踝鬆弛，會使腳踝的神經受到傷害，因此我們必須檢查腳踝是否鬆弛，以及神經是否有受損。順帶一提，我在書中所介紹的方法，都是在神經科實踐過的測試，以及整復院等也在使用的方法。

本書將以簡明易懂的方式，解說「腳踝所造成的坐骨神經痛和腰痛」的原理。並提供解決方式，讓符合者能自己操作、處理。

而現在你已經完成第一步，確認過自己的坐骨神經痛、腰痛是否出自腳踝了。

若你有符合前幾頁中介紹的任何一項，則原因很可能出自於腳踝，特別是關節鬆弛的問題。符合的項目越多，則越可能因腳踝鬆弛而導致腳踝神經受損。

除了自己之外，建議大家也請務必讓家人和朋友也檢查一下。就算未曾發生過腿、腰等下半身疼痛的問題，但若踝關節鬆弛、腳踝角度不平衡，未來為坐骨神經痛、腰痛所苦的機率也會變高。

自我檢查和貼紮不嫌早。若有任何一項符合，或感到不安時，請務必繼續閱讀本書，加深了解，試試看貼紮吧。

03 為什麼踝關節會鬆弛呢？

當踝關節鬆弛，就容易導致坐骨神經痛和腰痛。接下來我將先解說腳踝鬆弛的原因。其中常見的原因就是**舊傷帶來的影響**。在這之中，許多人都曾經歷過的就是腳踝扭傷。而簡單來說，扭傷就是「韌帶受傷」。

關節連接了骨頭與骨頭，讓骨頭能夠活動，但這並不代表關節能完全自由動作。如強力橡膠皮帶般的韌帶連接在骨頭與骨頭之間，限制了活動的範圍及方向（可活動的範圍稱為「關節活動範圍」）。

腳踝（正確來說是足關節）的扭傷，是一種在運動、遇到高低差、身體往上抬時，關節的活動大於可活動範圍，使韌帶鬆弛，所引起的傷害。芭蕾舞者及建築工人等，由

腳踝上的各種韌帶

踝關節由各種韌帶所支撐。關節鬆弛的原因多半是由韌帶拉傷所引起。

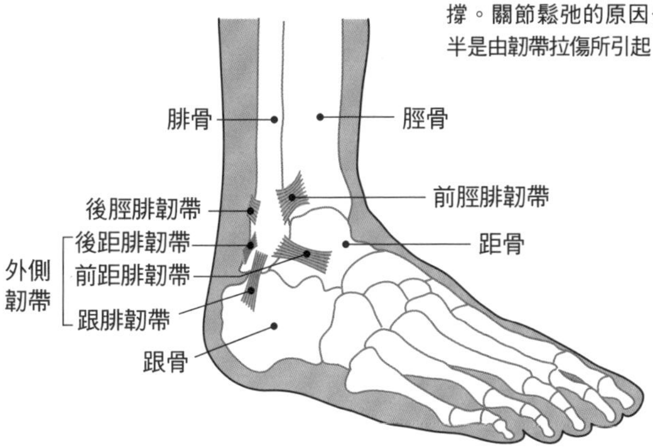

於工作時會訓練到腳踝周遭的肌肉，因此非常不容易扭傷，但若是一般人，則相當容易扭傷。若非十分嚴重的傷勢，扭傷的症狀其實很快就會好轉。但其實很少人能完全痊癒，很可能導致足關節鬆弛。

除此之外，年齡增長導致的肌力下降以及體重增加，也會使韌帶的負擔變大。關節也會逐漸鬆弛。而女性的關節天生就比男性要來得鬆弛。原因似乎是因為女性全身關節的活動範圍都比較大。也因為如此，女性容易呈現X、O型腿的姿勢，腳踝傾斜的人也比較多。

04 「腰痛」是日本人的國民病，患者數達三千萬人

厚生勞動省發表了一項稱為「國民生活基礎調查」的統計資料。這是一項厚生勞動省為了制定政策，而針對國民健康狀態等項目所做的調查。而在有自覺症狀的疾病及受傷項目中，「腰痛」常常穩坐冠軍寶座。

在二〇一九年的調查中，**男性腰痛的人數也達到「肩頸僵硬」的1.6倍，成為男性健康問題中的第一名。而女性「腰痛」的人數則落後「肩頸僵硬」位居第二，但與第一名的人數則相差無幾**。

根據東京大學的研究團隊於二〇一二年所發表，針對全國八個地區，共1萬2019人所做的研究，可以發現腰痛的盛行率為38％（男性34％，女性39％）。若以此

男女自覺症狀前五名

出處：厚生勞動省「2019年 國民生活基礎調查概況」

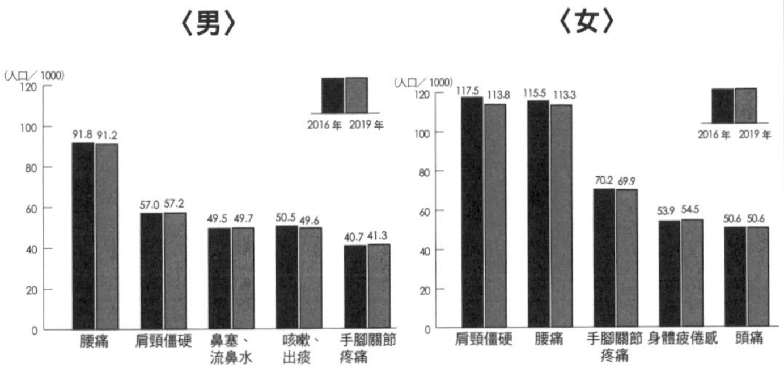

從男性的調查結果來看，腰痛以壓倒性的人數得到第一名。在女性的調查結果中，腰痛則為第二名。但女性有腰痛自覺狀況者的人數卻高於男性。而除了腰痛外，女性手腳關節疼痛自覺症狀的排名和實際人數皆高於男性。

結果來推算，全日本有患有腰痛的人數高達2770萬人（四十歲以上）。

再加上高齡化持續發展，以及年輕族群的腰痛患者，**應有約3000萬人受腰痛所苦**。至於腰痛對日本造成的影響，就讓我們從醫療費用的角度來看吧。雖然這是較久以前的資料，但可以從厚生勞動省在二〇一一年所做的職業性腰痛調查中發現，整體治療費用高達821億日圓。對經濟上的損害可說是相當龐大。

期望未來能繼續研究，並得到更多醫師的認同，以利減少腰痛患者的人數。

05 坐骨神經痛、腰痛不是病名，而是腰部以下的各種症狀

在本書前面的段落中，一直使用「坐骨神經痛」及「腰痛」等名詞。但其實這並非正式的病名。**就如頭部感到疼痛時都會稱為頭痛一樣，只是症狀的稱呼**。

其實坐骨神經痛也是如此。只要是坐骨神經通過的臀部和下肢，也就是從臀部到腳尖部分的所有疼痛症狀，我們都稱為坐骨神經痛。這指的並非從臀部到腳尖全部都感到疼痛，而是只要其中的某處感到疼痛，就屬於坐骨神經痛。

那所謂的「疼痛」又是什麼呢？通過大腦及脊椎的中樞神經（脊髓）會分支為末梢神經，散佈在身體各處。末梢神經具有感測器的功能，能夠感覺刺激。而感覺到的刺激將轉換為電訊號，經由脊髓傳遞到大腦，進而感到疼痛。

當我們感覺到疼痛這種異常的訊號，就會避免活動，保護該處。好讓我們在這段期間修復這些因疾病或受傷而損傷的組織，這就是疼痛的功能。無論是坐骨神經痛或是腰痛，這些疼痛會讓我們少使用下肢和腰，去治療患部，使症狀免於惡化。

坐骨神經痛通常是由臀部至下半身的某處所導致。例如腰痛的話，問題就是出自於腰，疼痛的部位通常就是出問題的部位。但就如腳踝會引發坐骨神經痛、腰痛一樣，有時出問題的部位和發生疼痛的部位不盡相同。這種狀況常發生在運動所使用的關節及其周邊神經所經過的部位。想必是身體希望能透過避免活動疼痛的部位，讓出問題的部位得以痊癒，才產生了這種機制。

但在我們的生活中，不管是下半身還是腰部，都很難完全不使用到。**疼痛之所以會慢性化，難以痊癒，是因為我們無法完全靜養**。

坐骨神經痛及腰痛發生的機制不同，無法一概而論。不過出問題的部位都一樣是「腰椎至腳尖之間的某處，皆由中樞神經所分支出」。

06 從原因分辨坐骨神經痛、腰痛的種類

前面已經說明過，坐骨神經痛和腰痛並非病名，而是一種表示身體疼痛的稱呼方式。那麼導致疼痛的疾病（原發疾病）又是什麼呢？一般而言，原發疾病往往會是腰椎（脊椎中腰的部分的骨頭）的疾病。

●腰部椎管狹窄症

脊椎是由臼狀的椎骨堆疊而成，椎管則是脊椎中央讓神經經過的管道。

腰部椎管狹窄症是一種椎管變狹窄，導致通過椎管中的神經（馬尾神經），以及自椎管從脊椎外側穿出的神經分支（神經根）受到壓迫的疾病。

而坐骨神經痛則為腰部椎管狹窄症的代表性症狀。當神經問題變得更加嚴重，就會

腰部椎管狹窄症的三種類型（斷面圖）

馬尾型

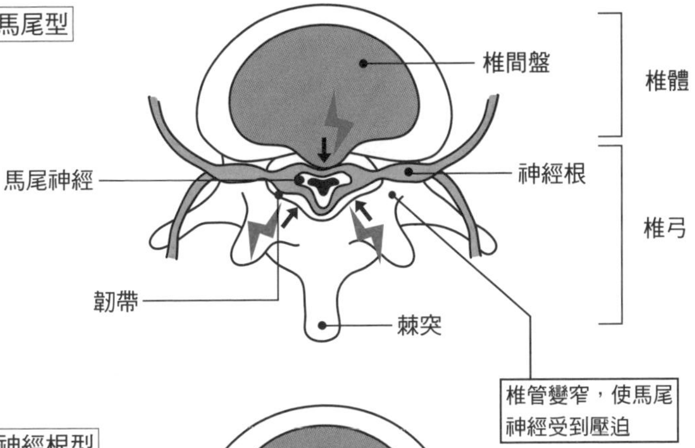

神經根型

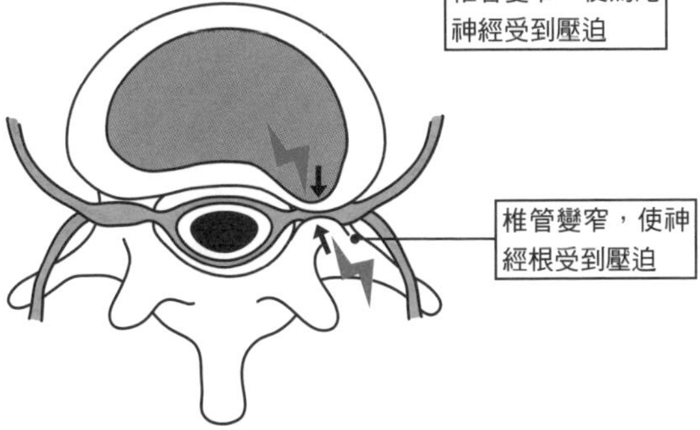

混合型

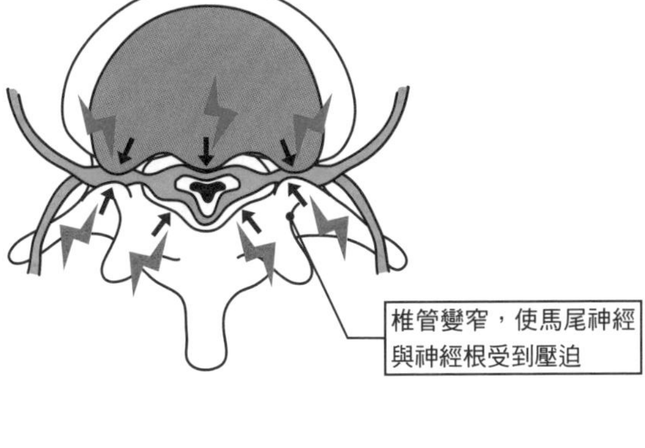

導致走路時需要不時休息的「間歇性跛行」。並且可能導致發生排尿、排便問題、麻痺等各式各樣的症狀。

當腰往後仰時，椎管會變得更加狹窄，症狀也會變得嚴重。

●腰椎椎間盤突出

連接椎骨與椎骨之間的軟骨組織，就稱為脊椎的椎間盤。椎間盤的內部有果凍狀的「髓核」和包圍髓核的「纖維環」的組織，具有緩衝的作用。**髓核及纖維環會隨著年齡增長而漸漸失去水份，彈性減弱**。

在這樣的狀態下施加壓力，會使椎間盤錯位，髓核跑出纖維環之外，導致「椎間盤突出」。而腰椎所發生的椎間盤突出，則稱為腰椎椎間盤突出。

當椎間盤突出導致神經受到壓迫，就會發生坐骨神經痛及腰痛。雖然有些人會自然痊癒，但也有人因狀況日漸嚴重，而發生間歇性跛行等症狀。

椎間盤突出、退化性腰椎滑脫

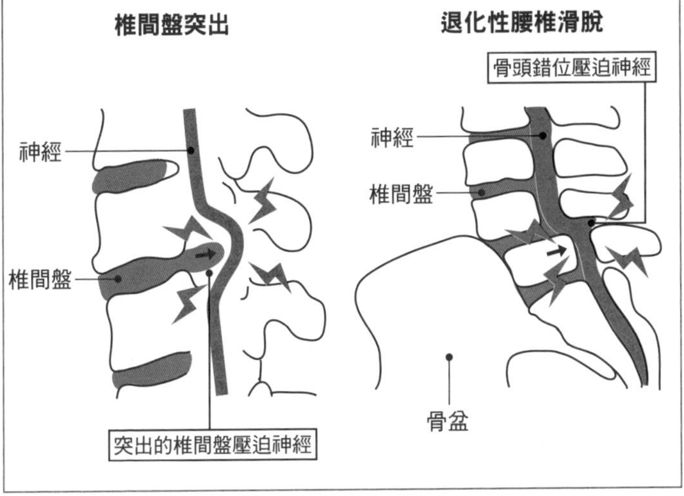

●退化性腰椎滑脫

而稍微罕見的**退化性腰椎滑脫，是一種原本排列如圓拱狀的脊椎，像土石流般往身體的前側滑動，導致位於椎管處的神經遭到壓迫，並壓迫到穿出椎管之神經根的疾病**。當神經受損嚴重，就會引起間歇性跛行等症狀。

其他還有許多如骨盆錯位所導致的薦骨關節障礙等疾病等，都會引起坐骨神經痛、腰痛。若感到不放心，請就診與醫師商量吧。

07 容易因腰椎導致坐骨神經痛和腰痛的人

接下來我將說明在坐骨神經痛、腰痛的原發疾病中由腰椎引起的代表性疾病，以及什麼樣的人比較容易罹患這些疾病。

●容易罹患腰部椎管狹窄症者

椎骨及椎間盤、韌帶等脊椎周圍組織病變、變形為一大要因。當椎管後側連結椎骨之間的韌帶（黃韌帶）變厚、椎骨前側的圓錐形椎體部分變形、骨密度變低的骨質疏鬆導致使脊椎損傷等情況下，將使椎管變窄。

這些症狀的原因多半來自於年齡增長。患者以中高年居多，人數預計將達到580萬人左右。

好的姿勢、壞的姿勢

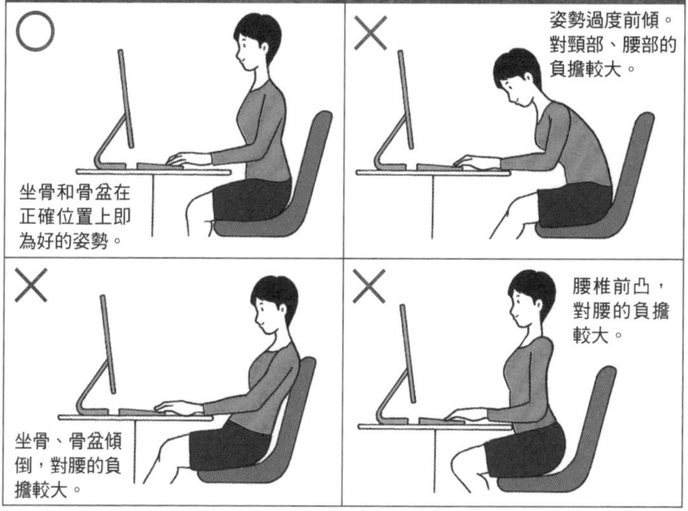
○
坐骨和骨盆在正確位置上即為好的姿勢。
×
姿勢過度前傾。對頸部、腰部的負擔較大。
×
坐骨、骨盆傾倒，對腰的負擔較大。
×
腰椎前凸，對腰的負擔較大。

●容易罹患腰椎椎間盤突出者

當長時間維持前屈姿勢，或持續以彎腰姿勢作業，將對椎間盤造成負擔，引發椎間盤突出。

隨著年齡增長、老化，髓核等組織將產生病變。即便是年輕人，也容易因久坐讀書、處理文書作業而罹患椎間盤突出。

●容易罹患腰椎退化型滑脫症者

小面關節雖然具有穩定椎骨的功用，**但仍會隨著老化而磨損，或因病變而變得脆弱，失去防止腰椎滑脫的功能**。而其中又屬高齡女性特別容易發病。

08 坐骨神經遍佈下肢

前面有稍微提到，身體中遍佈的神經會感知到疼痛，並傳送訊號到大腦。那麼遍佈於腰部至下肢之間的坐骨神經又是什麼呢？

在說明神經之前，先讓我們來看看下肢的構造吧。

我們平時應該很少使用到「下肢」這個詞，下肢指的就是髖關節以下至「腳（腿、腳）」整體。順帶一提，從肩關節至前方的「手（手臂、手）」整體則稱為「上肢」。髖關節到膝關節之間稱為「大腿」；膝關節至踝關節，也就是脛，則稱為「小腿」。而以醫學用語來說，踝關節（腳踝）的前方稱為「腳」。

人類的脊椎共由二十六個椎骨所組成。其中腰是由五個椎骨和薦椎、尾骨所組成。

下肢（腰部周圍）和腰椎的構造

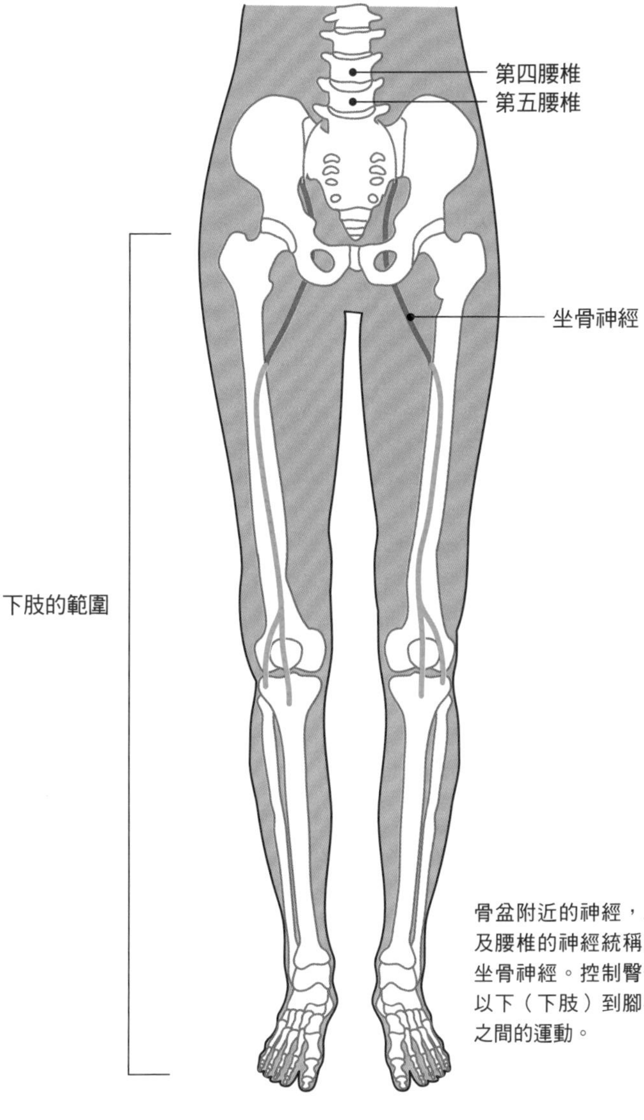

骨盆附近的神經，以及腰椎的神經統稱為坐骨神經。控制臀部以下（下肢）到腳指之間的運動。

而在椎骨之中，有一條很粗的神經（脊髓）通過。**腰骶神經叢發源於腰部五個腰椎中的第四、五腰椎以及薦骨，並於骨盆匯集，成為一條非常粗的神經，稱為坐骨神經**。

在臀部深處，有一塊在跑步、坐下時都會活動到的肌肉叫「梨狀肌」。坐骨神經通過梨狀肌下方，並從骨盆穿出，再經過大腿，於膝窩稍微上方處分支為腓總神經和脛骨神經。

坐骨神經最粗的部分達直徑二公分左右，成人的坐骨神經全長約為一公尺。

再往下延伸後，坐骨神經會再分支為更細的神經，遍佈整個下肢。

一般說到坐骨神經，是指腰骶神經叢以下，也包含所有分支出的細小神經。

此構造與坐骨神經痛、腰痛息息相關。

梨狀肌與坐骨神經的位置

當梨狀肌因為某種原因而變硬，有時會壓迫到通過梨狀肌的坐骨神經。而某種原因指的可能是因文書作業久坐、髖關節使用過度。這些原因可能導致梨狀肌症候群，引發坐骨神經痛。

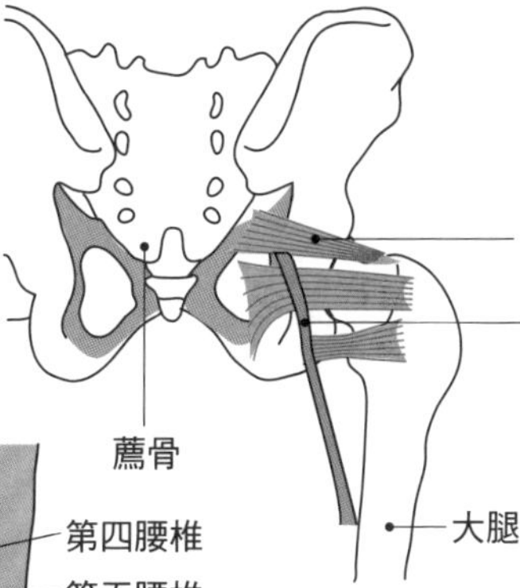

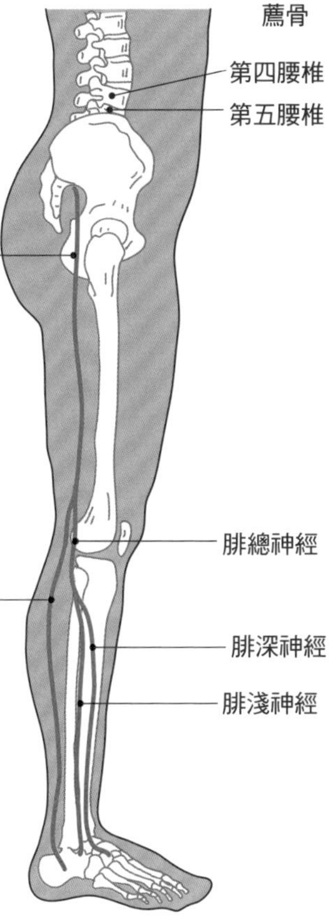

坐骨神經通過腿的後側，當受到壓迫或拉扯，會連帶引起臀部等部位麻痺。自我檢查的章節中有介紹「腰部造成之坐骨神經痛、腰痛的檢查方法」。若執行後會感到疼痛，就是因為這個機制。

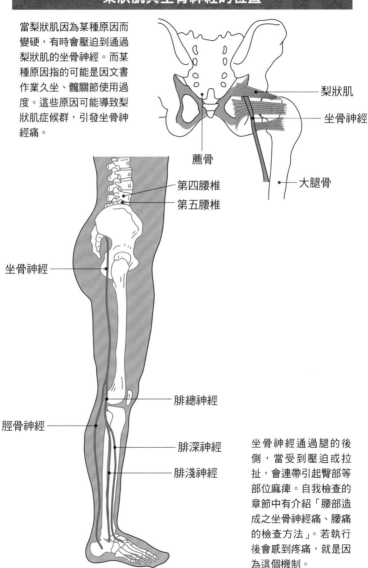

09 原因不明的坐骨神經痛和腰痛

前面已經舉出幾個可能造成坐骨神經痛、腰痛的症狀了。但我刻意留了一個原因尚未介紹，那就是本書的主題——腳踝相關疾病。這不僅是我的研究主題，對大家來說也是相當重要的內容，因此我將會更詳細地說明。

一般而言，坐骨神經痛及腰痛的原因，幾乎都出自於腰椎的疾病。部分患者在接受腰部ＭＲＩ檢查後，被診斷為腰部椎管狹窄症和腰椎椎間盤突出。**但目前有許多案例，從檢查結果中並未發現腰部疾病，因而被診斷為「原因不明的坐骨神經痛」和「原因不明的腰痛」**。

而最重要的是，正如前面所提，仍有許多患者為腰痛所苦，這也就表示了治療的成效並不顯著。

為何都已經能做最新的影像診斷了，卻仍有這麼多「原因不明」的案例呢？我認為原因可能在於「會坐骨神經痛、腰痛，一定是出自於腰椎周圍部位的疾病」的成見。

而我個人認為，被診斷為坐骨神經痛或腰痛者之中，疼痛原因不明的案例，以及雖然被診斷為腰椎疾病，**但接受治療後，症狀仍未獲改善者之中，有許多人的不適其實都是來自於腳踝**。為了在後續說明這個原理，我想先說明一下「為什麼我認為坐骨神經痛、腰痛時，應該留意腳踝」的來由。

我的從醫經歷以「手外科專科」為主。由於幾乎任何作業都需要用到手，若出了什麼問題，勢必非常令人煩惱。大家可能對手外科這個詞有點陌生，但其實手外科的相關研究與技術都相當進步。

既然有手外科，當然也有足踝外科。但足踝外科卻不如手外科般進步。

這世界上幾乎沒有什麼非得用腳趾處理精細的作業。精細的作業就交給手，承受重量的工作則交給腳。因此相比之下，足踝外科與手外科的發展程度不盡相同。

手外科和足踝外科有一個非常不同的地方。那就是手外科專科醫師除了上肢神經之外，常常還需一同診治與其相連的頸部、肩膀的疼痛。然而足踝外科專科醫師幾乎不看坐骨神經痛及腰痛。反而是很自然地由脊椎專門醫師來看診。

神經是一個非常不可思議的東西。當受到壓迫等問題時，造成問題的部位並不會感到疼痛，往往是其他部位發生疼痛的狀況。

就拿手腕的疾病「腕隧道症候群」來說明吧。手腕上有一個稱為腕隧道的隧道狀部位，而血管及上肢的末梢神經都會通過這條窄窄的隧道。因某種原因，導致腕隧道壓迫到通過的神經，就是所謂的腕隧道症候群。

而其症狀不只是手腕到前方的指尖會麻痺，甚至連位於身體中心部分的肩膀和頸部等都可能出現疼痛。

當神經受到壓迫，受壓迫的部位末端處就會發生麻痺的狀況，而身體中心部位則是

腕隧道症候群

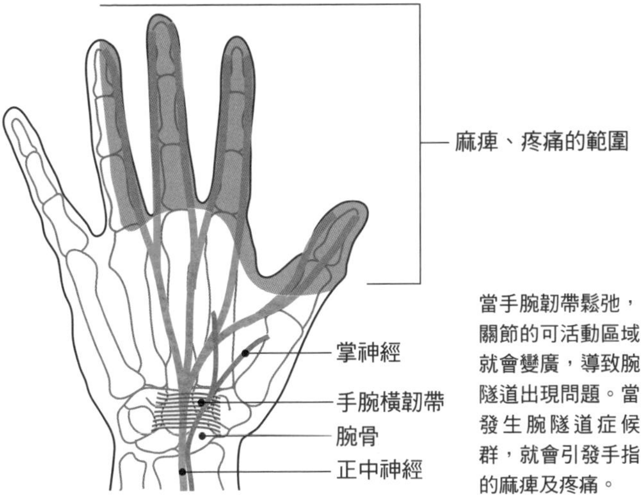

當手腕韌帶鬆弛，關節的可活動區域就會變廣，導致腕隧道出現問題。當發生腕隧道症候群，就會引發手指的麻痺及疼痛。

會感到疼痛。這對手部外科醫師來說是一種常識。

因此我不禁思考，同樣的事情也會發生在腳踝上嗎？經調查過後，我發現因腳踝所造成的坐骨神經痛與腰痛，其實佔有相當高的比例。

許多人因負責限制踝關節活動的韌帶失去彈性，而導致關節鬆弛。

而造成他們坐骨神經痛和腰痛的真正原因，是出自於腳踝。直到現在，仍只有我和少數的醫師發現這件事。

10 有時腳踝也會引起坐骨神經痛和腰痛

坐骨神經痛、腰痛的原因出自於腳踝這個事實，之所以難以普及，我認為是因為出問題的地方和疼痛的地方距離較遠。**坐骨神經非常長，而出問題的腳踝接近坐骨神經末端處**。即便是醫師，若非神經專科，通常也很難找出原因所在。

但對於神經專科醫師來說，在同條神經的路徑上，出問題的位置和疼痛的位置有可能相距較遠這點，是基本常識。因此我們更必須去深入瞭解發生麻痺及疼痛的原因。

而原因往往是出自於神經受到壓迫與牽引（拉扯）。當因某種原因使神經受到壓迫，受壓迫處之神經末端所在的身體部位就會麻痺。若想像被壓迫的部位受到傷害時，就無法將感受傳送至前端，應該會比較容易理解。

麻痺及疼痛的機制

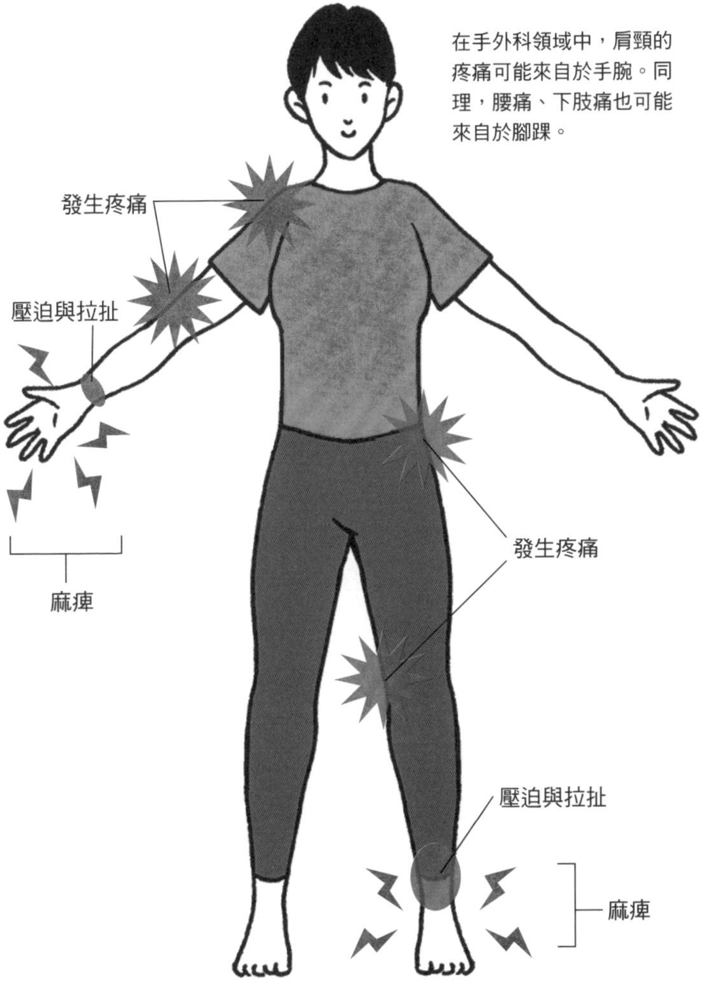
在手外科領域中，肩頸的疼痛可能來自於手腕。同理，腰痛、下肢痛也可能來自於腳踝。
發生疼痛
壓迫與拉扯
麻痺
發生疼痛
壓迫與拉扯
麻痺

另一方面，受壓迫部位較靠身體中心的神經末端處，則會感受到疼痛。若因壓迫導致受傷的「案發現場」無法傳遞感覺，就只會將「異常訊號」傳送至靠近身體處。而剛好感知到異常訊號的部位，就會感受到疼痛。

假設現在有一個人腳踝的某處神經受到壓迫，且腰部感覺到疼痛及不適。此時應該採取什麼行動呢？大多數的人，應該認為會很快好起來，因此決定前幾天先看看狀況再說。

若還是沒有好轉，身為醫生，還是希望大家能去看診。但事實上許多人會選擇去做整復和按摩。且有些人在按摩完腰之後，總會覺得神清氣爽。摩擦、按摩疼痛的部位，確實會因血液循環變好以及加溫，而稍微緩和疼痛。但由於疼痛的部位並非出問題的部位，因此好轉的感覺很快就會消失。此時才會開始覺得不太對勁，而去看骨科。

但目前大多數的醫師，仍不會去探究真正的原因，也就是腳踝神經是否受到壓迫。**這是因為現在，大多數的醫師還不知道腳踝可能會導致坐骨神經痛和腰痛。**

而接下來，醫師會開始做各式各樣的檢查來找原因，如做腰部ＭＲＩ。很可能在仔細確認過ＭＲＩ影像後，發現類似椎間盤突出的跡象，進而做出診斷。又或是透過請患者活動腰和脊椎、大腿和小腿，推測哪個部位可能有發炎狀況。若處於急性期，則可能診斷為腰椎扭傷（閃到腰）。

然後再根據診斷，決定治療方針，並開始治療。但如此一來麻痺及疼痛的症狀並無法獲得改善，因為真正的原因根本在別處。

其實只要醫師心中記得有這個可能性就好，但很可惜，幾乎沒有人因為看診，發覺腳踝所導致的坐骨神經痛和腰痛。即便是本應相當了解末梢神經特性的骨科外科醫師，也可能判斷錯誤。坐骨神經痛、腰痛的診斷就是如此困難。

11 腳踝導致疼痛的機制①

前距腓韌帶（ATFL）的鬆弛

接下來我將介紹腳踝造成坐骨神經痛和腰痛的三種代表性機制。**第一個，是由前距腓韌帶（ATFL）鬆弛所導致**。前距腓韌帶是連結腓骨和距骨的韌帶。

腓骨是小腿上的兩根骨頭中位於外側的細骨。距骨則位於足部所有骨頭中的中心，並具有調節整體平衡的功能。

韌帶是以膠原蛋白為主要成分的纖維狀組織，就像強力橡膠皮帶一樣。關節開合的方向及角度，都取決於韌帶連接兩塊骨頭的方式。前距腓韌帶則為平坦帶狀，彈性不強，容易鬆弛。附著在腓骨外側前方至距骨前方。當腳尖向下時（彎曲腳底），韌帶就會展開，防止腳踝內翻扭傷。

內翻扭傷對前距腓韌帶的影響

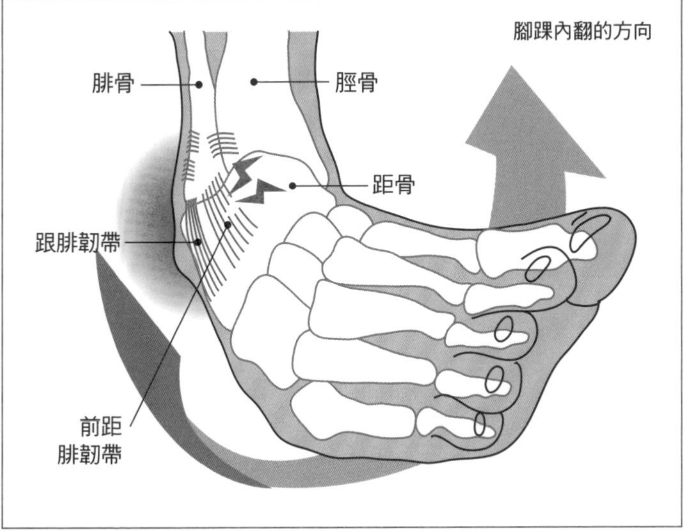

內翻就是腳踝往大拇指上翹側扭傷。**而腳踝嚴重內翻，前距腓韌帶拉扯過度，造成傷害的狀況則稱為內翻扭傷**。此時腳外側靠近踝骨處，就會出現腫起或變色。

過去曾內翻扭傷者，有時即便扭傷治好了，前距腓韌帶的彈性仍會下降。此外，**若平時有內翻走路（類似O型腿，將重心放在腳的外側）或跪坐等習慣，前距腓韌帶也會漸漸受到拉扯**。

當前距腓韌帶受到拉扯，腳踝的動作就會不穩，使神經受到壓迫及拉扯。

12

腳踝導致疼痛的機制②

跗骨隧道症候群

脛骨神經起始於坐骨神經，於膝窩分支成腓總神經，往小腿肚延伸。在快到腳踝處時，方向開始往內側改變，通過內踝骨後方，往腳踝中最脆弱的跗骨隧道前進。

跗骨隧道是內踝骨與腳跟的骨頭（跟骨），以及其附著在上方的類韌帶膜「屈肌支持帶」所形成的隧道狀組織。而在這狹窄的隧道中，除了脛骨神經、血管（動脈、靜脈）之外，還有著支撐著脛後肌、屈拇長肌、屈趾長肌這三個肌肉的肌腱。由於隧道內的空間狹小，所有部位都處於容易受到壓迫的狀態。

而脛神經在跗骨隧道內受到壓迫、拉扯，導致腳底麻痺、內踝骨至身體中央側出現疼痛的症狀，就叫「跗骨隧道症候群」。有時還會出現坐骨神經痛及腰痛的症狀。

外翻扭傷對後脛神經、屈肌支持帶所造成的影響

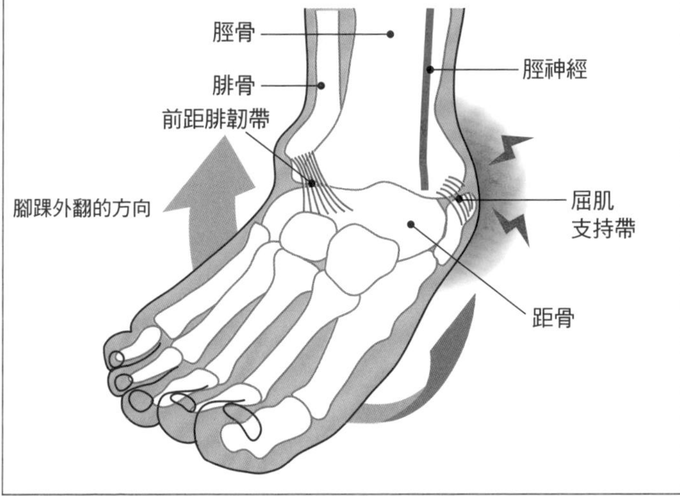

腳踝內側、跗骨隧道的構造

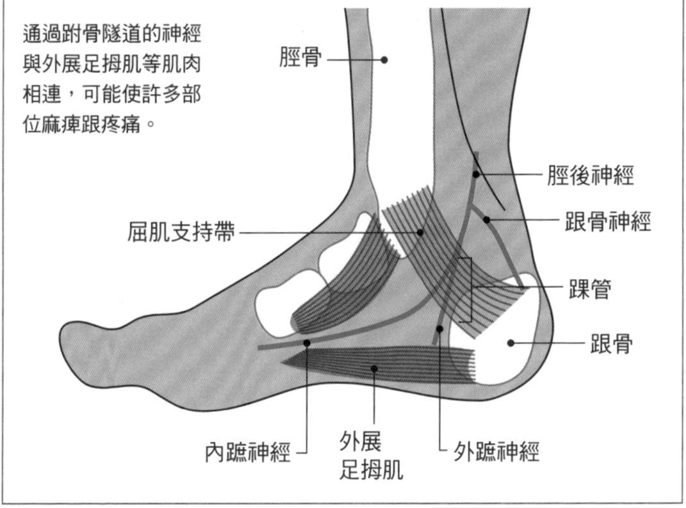

通過跗骨隧道的神經
與外展足拇肌等肌肉
相連，可能使許多部
位麻痺跟疼痛。

13

腳踝導致疼痛的機制③

腓淺神經鬆弛

起始於坐骨神經，於膝窩分支的腓總神經，會從腓骨上端（骨頭）後方往前側繞，在膝蓋稍微下方的位置，分支為腓深神經與腓淺神經。

腓淺神經沿著腓骨，分布於脛外側表面。然後於踝關節前方分支為中間背皮神經和內側背皮神經。並延伸至腳趾，掌管腳背和腳趾上側的感覺。

就如前距腓韌帶拉傷一樣，當有內翻扭傷，或是因坐法與走路方式等習慣，使腳踝反覆內翻，將會使腓淺神經受到拉扯。由於腓淺神經沿著腓骨生長，有時骨頭凹凸處也會使神經受到壓迫。此外，有時腓淺神經也會通過較容易拉扯到的位置。

當受到壓迫，位於末端的腳背與腳指所產生的麻痺和不適。靠身體中央的小腿、大

內翻扭傷對腓淺神經造成的影響

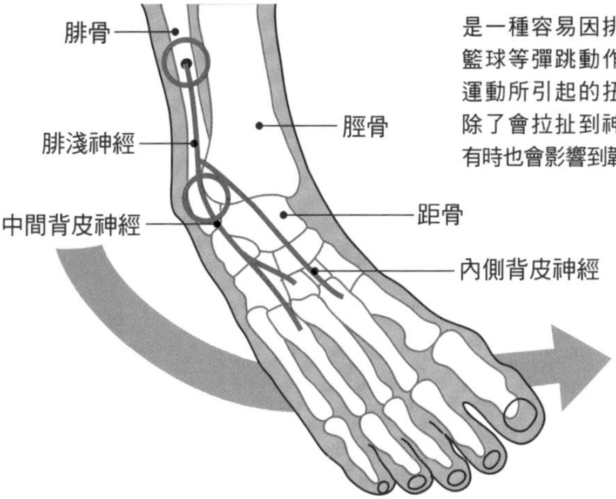

是一種容易因排球、籃球等彈跳動作多的運動所引起的扭傷。除了會拉扯到神經，有時也會影響到韌帶。

腿、臀部、腰等部位則會感到疼痛。這是腳踝導致疼痛的第三種情形。

有時以為運動等導致的扭傷已經痊癒，但後續仍可能出現麻痺等症狀。

在自我檢查及於醫院檢查時，由於腓淺神經會通過腓骨，因此有時會因壓迫到上圖紅圈部分，而感到不適等狀況。

另外，腓淺神經也會因鞋帶綁太緊等而導致麻痺及疼痛。因此在做後續將講述的貼紮時，務必留意不要過度綑綁腳背。

14 腳踝造成的下肢疼痛變嚴重時該怎麼辦？

前面已經說明了腳踝造成坐骨神經痛、腰痛的三種代表性機制。由於有許多神經名稱等專業用語，也許大家會覺得有點困難。

簡單來說，就是**若沒讓腳踝保持正確姿勢，按壓、拉扯到神經，就會使神經受到壓迫，進而受損**。而腳踝之所以無法保持正確姿勢，是因過去曾受傷或走路方式、坐姿等生活習慣，使韌帶受到拉扯，讓關節鬆弛或神經受到拉扯，使踝管變窄所致。

結果將導致受壓迫部位的末端麻痺，以及中央部位出現疼痛。大家只要了解這一點就可以了。

若再進一步整理，可以說關節鬆弛與生活習慣是「原因」；神經受壓迫是「狀態」；

麻痺及疼痛則是「結果」。

事實上，當舊傷曾導致韌帶鬆弛，就難以完全恢復原本的狀態。而隨著年齡增長，關節鬆弛的狀況就會變得更嚴重。

只要回顧前面檢查鞋底磨損狀況的章節，應該就能了解。走越多路，鞋底的單側就會磨損得越多。同理，隨著時間經過，腳踝傾斜狀況也可能越來越嚴重。

若不解決根本的原因，持續朝壞的方向去，狀態和結果當然也會惡化。

當麻痺症狀持續下去，即便能抬起腳，也無法將腳尖完全抬起，容易導致絆倒。

由於腳趾和腳底變得無法出力，體重施加壓力的方式和鞋底磨損方式也會改變，使我們越來越難保持正確的關節傾斜程度及走路方式。若在不清楚原因的狀況下，跌倒的頻率增加，就會讓我們開始想看著腳走路，進而導致腰也容易出現問題。

當疼痛變得強烈，將無法持續活動身體。這與腰椎發生問題時會出現的間歇性跛行有點相似，但其實兩者並不相同。

雖然與腳踝扯得有些遠，但在這裡，我想針對腰椎所導致的下肢神經障礙代表症狀——間歇性跛行詳細說明。

間歇性跛行是一種當走了一定的距離後，會因小腿或大腿感到麻痺、疲勞，或疼痛而無法繼續行走的症狀。雖然當稍作休息後就會好轉，但再次開始持續行走後，又會繼續感到疼痛。

當過去曾經能做得到的事，再也辦不到時，會導致我們的生活品質下降，甚至可能引發精神健康惡化等意想不到的併發症。

而間歇性跛行的原因分為兩種。如前面所提及的椎管狹窄症，以及本書中所介紹的腳踝導致之坐骨神經痛及腰痛等神經性問題。以及如閉塞性動脈硬化症（足部的動脈硬化，使血液循環不佳的疾病）的血管性問題。

在書中後段也會再次解釋，走路是一項能維持健康的重要運動。為了能一直充滿精神地走下去，請務必要小心使用腳踝。

間歇性跛行是什麼

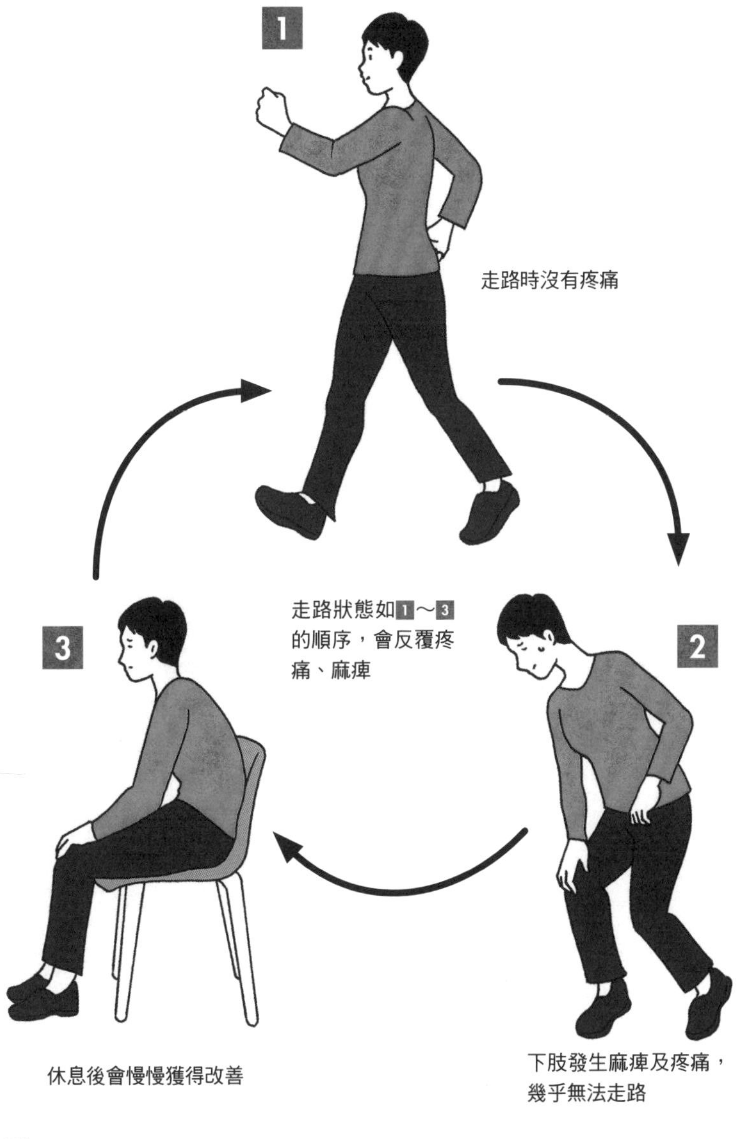
1
走路時沒有疼痛
2
下肢發生麻痺及疼痛，
幾乎無法走路
3
休息後會慢慢獲得改善
走路狀態如1～3
的順序，會反覆疼
痛、麻痺

15 坐骨神經痛與腰痛的關聯是什麼？

前面只有簡單帶到「坐骨神經痛、腰痛」。但接下來我將整理出坐骨神經痛與腰痛的意思，以及兩者的特徵與相異之處。

前面也有稍微提到，「坐骨神經痛」和「腰痛」並非病名，而是和「頭痛」一樣，只是指出疼痛的部位而已。

很意外的，在看診後，我發現許多人對坐骨神經痛的印象就是「坐下時臀部會痛」。確實，當挺直背部肌肉坐在椅子上時，臀部的骨頭會直接抵在椅面上。因此當聽到「坐骨神經痛」時，自然會聯想到坐骨周圍神經疼痛的症狀。

其實坐骨神經痛**不過是「坐骨神經」的「疼痛」，而非「坐骨」周邊的「神經痛」**。

骨盆周邊結構

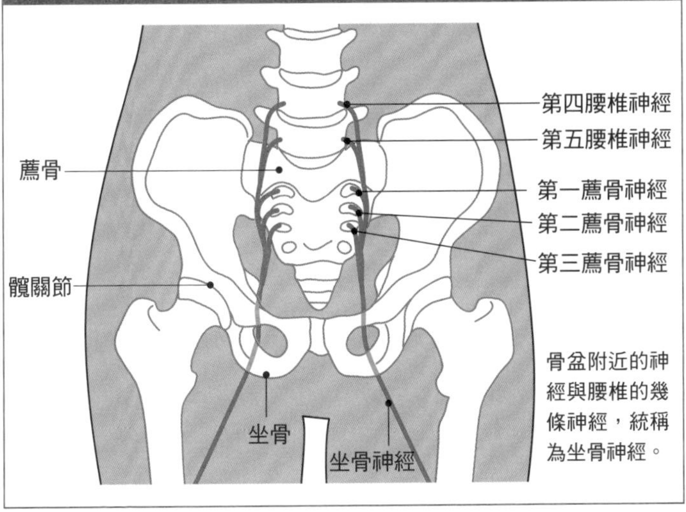

骨盆附近的神經與腰椎的幾條神經，統稱為坐骨神經。

坐骨神經是末梢神經。從脊椎中樞神經（脊髓）所分支出的末梢神經根束（馬尾）於骨盆處所分支出眾多末梢神經中的腰骶神經叢開始，並一路從腰部延伸至臀部、大腿後側、膝窩、小腿、腳尖。包含了分支出的腓總神經和脛神經，以及其各自分支出的神經。

此外，令人意外的，似乎許多人都認為坐骨神經痛與腰痛有著深刻的關係。例如認為腰痛會傳至臀部和下肢，也就是說許多人認為腰痛會往下傳遞是因為坐骨神經痛。

在第28頁中也有稍微提到，有許多人因為腰部位置的脊椎（腰椎）疾病，而導致坐骨神經痛與腰痛。此時就可以說是「先是有腰痛，然後轉為臀部與下肢疼痛」。

但並非所有場合都是如此。雖然之前提過了，但當腳踝導致坐骨神經痛、腰痛時，就只算是腳踝不適所導致的腰痛或坐骨神經痛。此時的坐骨神經痛與腰痛便很可能無直接的關係。

而問題發生的部位與疼痛部位相異的情形，就稱為「放射痛」。而腳踝所導致的坐骨神經痛與腰痛，就是典型的放射痛。

此外，坐骨神經痛與腰痛有時也有可能是因下肢肌力衰弱而引起。肌力雖然也會因受傷和疾病而衰弱，但隨著年齡增長，即便沒發生任何事，肌力仍會衰退。但是透過改善飲食及運動習慣，我們仍有機會減緩肌力衰退的速度。而若我們還能提升肌力，就有望能改善坐骨神經痛及腰痛的症狀。

椎骨的構造

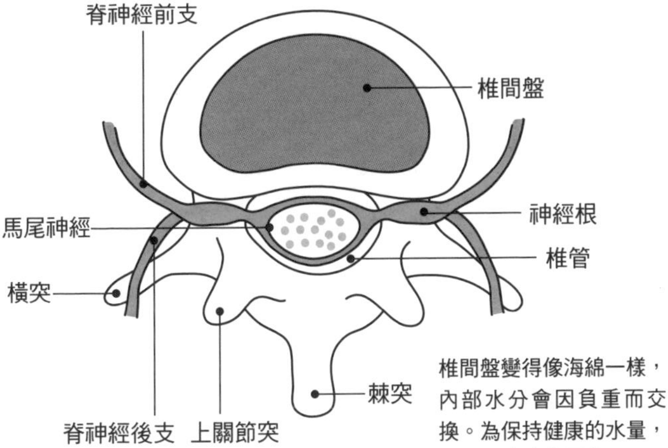
脊神經後支
椎間盤變得像海綿一樣，內部水分會因負重而交換。為保持健康的水量，需要有適度的運動。

腓總神經的構造

脊神經前支

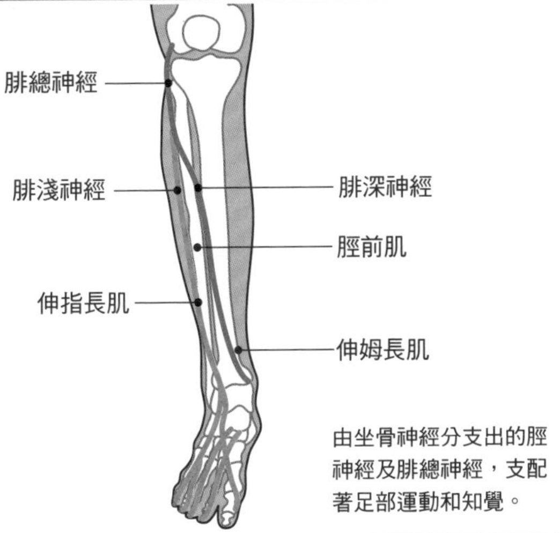

由坐骨神經分支出的脛神經及腓總神經，支配著足部運動和知覺。

16

腰椎造成坐骨神經痛、腰痛時，醫院執行的治療

關於坐骨神經痛、腰痛的治療，必須依照造成疾病的原因（原發疾病），來選擇適當的方式。在此我將介紹由腰椎，而非由腳踝所造成之坐骨神經痛、腰痛的治療法。

●腰部椎管狹窄症的治療

椎管狹窄症也就是脊椎中稱為椎管的神經通道變窄。由於椎管狹窄症多半是來自於年齡增長所導致的脊椎變形，因此很少會自然痊癒。若有重度間歇性跛行，或排尿、排便障礙，又或是下肢肌力衰退的時候，應考慮儘早動手術。腰部椎管狹窄症的手術為減壓術，能擴張變窄的椎管。減壓術有分為，以肉眼及放大鏡一邊看一邊動手術的一般方式、使用醫療顯微鏡的顯微鏡法，以及使用內視鏡的內視鏡法。動刀的傷口越小，對身

阻斷療法的種類

	神經阻斷術		小面關節神經阻斷術
	硬脊膜外阻斷術	神經阻斷術	
注射局部麻醉等之部位	在硬脊膜外注入局部麻醉或抗發炎藥。另外還有腰椎硬脊膜外阻斷和尾骨硬脊膜外阻斷。 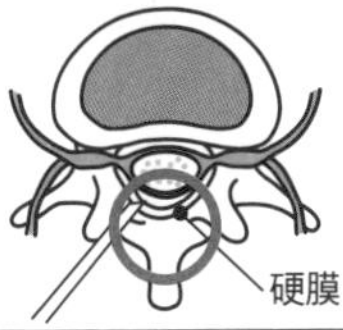	在坐骨神經痛的神經根，或神經根周邊注射局部麻醉等。 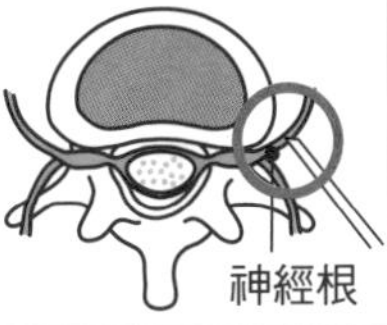	在小面關節注射局部麻醉等。 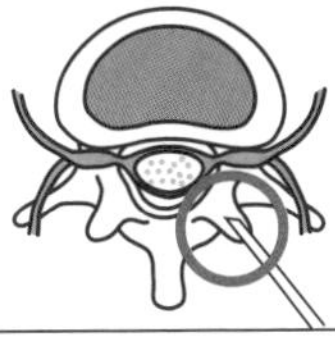
實施對象	・有下肢痛者	・疼痛範圍有限者 ・硬膜外阻斷無效者	・有腰痛及臀部疼痛者 ・腰向前凸時，大腿會感到疼痛者

體的負擔也越小。由於手術的精準度提升，能改善症狀的機率相當高。

而手術以外的治療方式（保守治療），則有服用止痛藥的藥物療法、打針的神經阻斷術療法、透過鍛鍊肌力及調整姿勢，促進血液循環，進而得到療效的運動療法，以及使用裝置加溫、用超音波照射的物理治療。

神經阻斷術療法是針對疼痛的神經附近注射局部麻醉，透過鎮靜興奮的神經，暫時阻斷疼痛傳送到腦部的路徑。

●腰椎椎間盤突出的療法

由於腰椎椎間盤突出自然痊癒的例子也不少，因此治療方式主要還是以保守治療為主。而保守治療的內容包括藥物療法、阻斷療法、運動療法、物理治療。當持續三個月保守治療症狀仍未改善，或因工作關係等希望盡早改善症狀時，應考慮動手術。

手術普遍以椎間盤切除術（Love法）為主。這是一種全身麻醉，並在腰部劃出四到五公分的傷口，由醫師以目視方式切除椎間盤的方法。而不以目視，用顯微鏡操作的微創Love法，則能將傷口控制在二到三公分。

而最近則非常盛行使用內視鏡動手術。在微創內視鏡下動椎間盤切除術（MED）時，會全身麻醉，並劃開傷口，插入直徑二公分的管子，並在管中放入內視鏡。

再更新穎的內視鏡椎間盤切除術（FED），則是只有六至八毫米左右的傷口，可做局部麻醉手術。由於傷口極小，只需以OK繃止血，也只需住院一晚左右。這也是能以手術解決的疼痛。

腰部椎管狹窄症和腰椎椎間盤突出的手術

腰部椎管狹窄症的手術	神經減壓術	椎板切除術（廣範圍的椎板切除術）		切除部分椎板，解除神經受到的壓迫。
		部分椎板切除術（開窗手術）		比椎板切除術的切除範圍更小。
	椎管固定術	從背部開刀	後側固定術（PLF）	將骨頭移植在椎骨後方，用螺絲和融合器固定椎骨與椎骨。
			後方腰椎椎間融合術（PLIF）	將骨頭移植在椎體之間，用螺絲和融合器固定椎骨與椎骨。
		從側腹開刀	側前開微創融合手術（XLIF、OLIF）	擴寬椎體之間的空間並移植骨頭，用螺絲和融合器固定椎骨與椎骨。
腰椎椎間盤突出的手術	椎間盤切除術	Love法		將突出的椎間盤切除。
		微創內視鏡椎間盤切除（MED）		適合因工作無法長時間休息、運動選手等希望迅速恢復的人。
	經皮內視鏡椎間盤切除術（PELD）			可局部麻醉或腰部以下麻醉。
	經皮雷射椎間盤減壓手術（PLDD）			可在做完手術當天徒步回家。

●退化性腰椎滑脫

退化性腰椎滑脫症是因腰椎前後錯位，導致椎管變狹窄，使神經受到壓迫。此症狀的治療方式基本上與腰部椎管狹窄症相同。手術主要以減壓術為主。但為了讓發生「土石流」的腰椎歸位，必須以固定手術固定腰椎，才能達到最大的恢復效果。

近年來，除了用鈦製螺絲固定的後方腰椎椎間融合術（PLIF）外，也陸續開發了許多傷口小，對身體負擔較少的固定手術。

17 整復和按摩也可能造成情形惡化

首先我要說一個大前提。那就是**坐骨神經痛、腰痛的治療屬於骨科外科的專業領域。因此當感到不適時，建議先至醫院就診**。

某些非醫院或診所的店家，會宣稱自己的服務能改善症狀。號稱能改善坐骨神經痛及腰痛症狀的整脊和整復也是如此。但目前日本尚未有整脊和整復師的相關國家證照，因此誰都能施術。

厚生勞動省認定腰部椎管狹窄症、腰椎椎間盤突出，以及腰椎退化滑脫症等經明確診斷的傷病不適合接受整脊療法。因為有可能因施加太大的力量，使症狀惡化。

而針灸治療則必須由取得國家執照的針灸師操作，其效果也受到WHO（世界衛生

有無國家證照與施術內容

	醫院 骨科外科	醫院復健	接骨院、 整骨院	針灸院、 按摩	整脊、 整復院
國家證照	有 （醫師）	有 （物理治療師、 職能治療師）	有 （接骨師、 整骨師）	有 （針灸師、 按摩指壓師、 按摩師）	無
內容	檢查、診斷、治療指示、治療（投藥、手術）等等	在醫師指示下，接受運動治療、物理治療等復健治療	急性外傷整復、固定，功能訓練	針灸、 按摩	整骨、 放鬆等

組織）認可。若是由擁有技術並持有證照者來操作，則可能帶來減輕疼痛，及促進血液循環之效果。

柔道整復師也是一種需要國家證照的醫事人員。其專業為扭傷、脫臼等病痛的急性期治療。特別善於治療運動傷害，許多治療院所都備有熱療及超音波治療的儀器。

但請大家務必記得，對患部施加過大的力道、按摩，有可能讓某部分的坐骨神經痛、腰痛惡化。

18 為何醫師難以發現原因出自於腳踝呢

由於我關於腳踝可能造成坐骨神經痛和腰痛的論述，目前在醫師之間仍不屬於主流看法，因此幾乎沒有醫師會注意到有這樣的患者。

雖然在手外科的世界中，大家都知道手腕的神經壓迫（腕隧道症候群）會造成肩頸的疼痛，但這是因為這點有清楚記載於過往的論文及教科書中。

我認為去假設腳和腰部也存在同樣的機制，是再自然不過的事。然而，即便手腕可能造成腰和肩膀疼痛這件事長久以來都被視為常識，但其實除了手外科專科醫師之外，其他醫師幾乎都不了解此事。為什麼這件事會被遺忘呢？

我認為這是因醫療技術進步所導致。由於疾病種類被劃分得更細，還開始出現了影像檢查的技術（ＭＲＩ檢查及高精準度的超音波檢查），醫師的專業也開始被劃分得更細。原本會醫治整個上肢末梢神經的手外科醫師，變成以診治手與手肘為主。而很少接觸到末梢神經，以診治運動傷害等為主的醫師，則開始使用ＭＲＩ和超音波檢查肩、頸疼痛。這樣的結果，就是造成越來越多醫師不知道手腕可能導致肩頸疼痛的原因。

最後，手外科醫師只診治手與手肘的問題，但很遺憾的，並沒有專門診治下肢末梢神經的醫師。而我則是因身處的環境，讓我知道原來腳踝可能造成坐骨神經痛和腰痛。是因為患者除了肩頸問題之外，還有腰痛困擾。為了讓患者痊癒，我才會發現原來腳踝會帶來坐骨神經痛、腰痛。

在這個世界中，有許多患者即便接受了檢查，還是找不出病因，並為此所苦。

為了能儘快讓大家知道這個見解，我寫了論文，並對醫學界發表，透過舉辦座談會等持續傳遞資訊。而我寫下本書的動機，也都是為了傳遞這項資訊。

Part.1

總結

▶有些坐骨神經痛、腰痛，
是來自於腳踝。

▶過去曾因運動扭傷者，或女性特別容易有「腳踝危機」。

▶坐骨神經痛、腰痛是日本的國民病，
約有三千萬人為腰痛所苦。

▶有兩成以上的腰痛原因不明，
其中又有八成的原因出自於腳踝。

▶治療方式有手術和保守治療（藥物療法、神經阻斷術療法、運動療法、物理治療）。

▶整脊、整復、按摩等前，
應先與醫師商量。

Part 2

實踐篇

透過腳踝貼紮，改善坐骨神經痛與腰痛

19 透過固定腳踝，改善坐骨神經痛和腰痛吧

在Part2中，我將針對腳踝所造成的坐骨神經痛和腰痛，提出具體的改善方案。

為了改善坐骨神經痛和腰痛，試著固定腳踝吧。不了解的人聽到這些話，應該會立刻問：「為什麼？」吧。但看完Part1，明白了腳踝造成腰部及下肢疼痛的機制，應該馬上就能意會過來了。

腳踝狀況不好的人，幾乎都有慢性腳踝問題，或習慣性姿勢不佳。簡單來說，關節就是骨頭與骨頭連接的部分，讓骨頭能活動，支撐我們運動。**關節有分為鉸鏈型、杵臼型等種類。**

而讓我們產生活動力量的是肌肉。肌肉黏在骨頭上，透過如彈簧般的伸縮活動，活

動我們的骨頭。

相反的，韌帶則負責防止我們的骨頭過度活動，連接骨頭與骨頭。韌帶就像一條怎麼拉都不會鬆掉的強力橡皮帶。若韌帶未發揮其功能，無論做什麼動作，關節都會搖晃不穩。

而腳踝是鉸鏈型和杵臼型關節的綜合體，讓我們能從事較複雜的活動。

例如將腳尖向上向下的活動（蹠屈、背屈）、以腳跟為中心，讓腳尖往大拇指和小拇指之間來回活動（內轉、外轉）、分別翹起大、小拇指時，腳踝傾斜的動作（內翻、外翻），也可以做以上動作的組合（外旋、內旋）。

雖然關節的活動受到韌帶綑綁的力量所限，但當我們超越原本的活動範圍，也可能會使韌帶鬆弛。而這就是我們所謂的韌帶受傷，也就是扭傷。

扭傷會伴隨強烈疼痛，在大多數的情況下，會使韌帶稍微鬆弛，使固定的力量變弱。此外，即便不是扭傷這麼嚴重的傷，當我們習慣長時間持續往同一方向施力，也會使韌帶鬆弛。差別只在是用強力一口氣施壓，或以小力長時間施壓。

當韌帶鬆弛，關節的力量就會減弱，變鬆。進而導致我們無法維持關節應有的樣貌。原本應受限，難以活動的部位，突然變得容易活動，有時會為周邊的神經帶來意想不到的影響。進而導致坐骨神經痛及腰痛。

腕隧道症候群的治療方法，是貼紮及使用護具等，以讓手部靜養。

而我運用這個方式，試著讓門診患者使用護具等固定腳踝後，發現有些病例的坐骨神經痛及腰痛因此大幅改善。透過這樣的臨床實驗，我了解到「固定腳踝的重要性」，並開始將此作為主要的治療方式。

踝關節的可活動區域

蹠屈（30～50度）

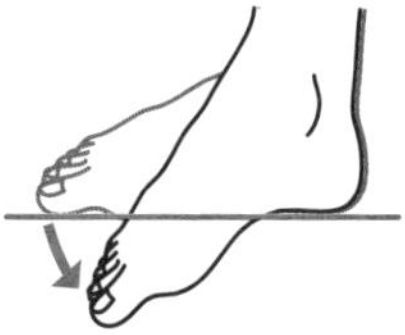

背屈（20～30度）

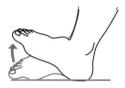

內轉（15～25度）

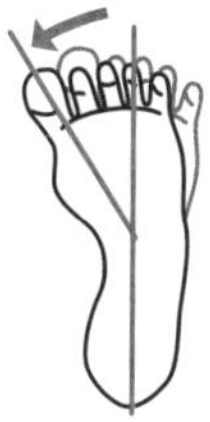

外轉（5～15度）

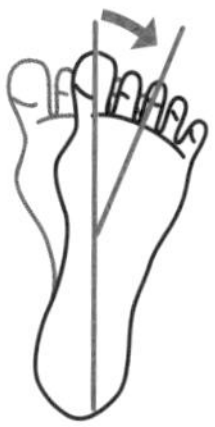

內翻（30度）

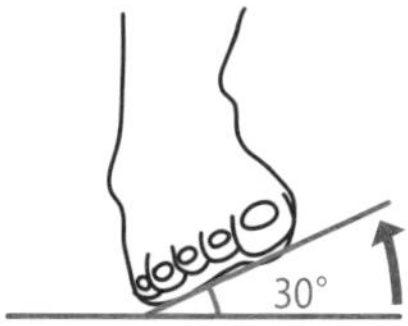

外翻（20度）

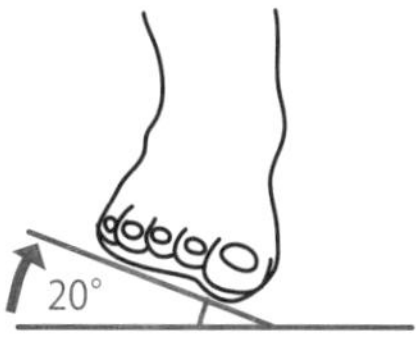

外旋

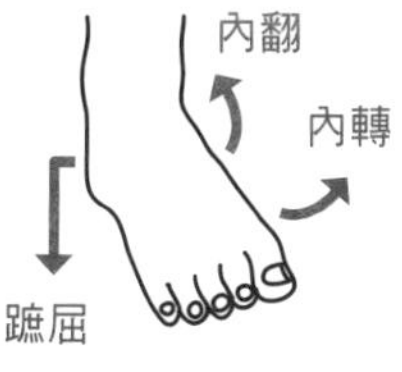

內旋

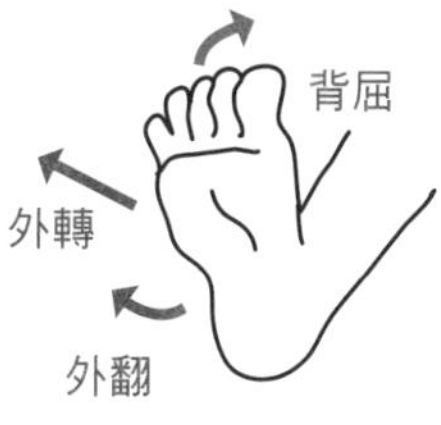

雖然關節有一定程度的可活動區域，但除了背屈動作外，其他動作最好不要過度活動，較有益於韌帶。

20 不用手術，就能改善大部分的疼痛

在治療當中，手術以外的治療就稱為保守治療。而腳踝所導致的坐骨神經痛、腰痛，幾乎都能靠保守治療改善。

❶重新審視生活習慣

雖然過去的傷也可能對腳踝造成問題，但日常生活中的習慣也常常是造成問題的原因。如走路方式、坐法、運動習慣等等。透過重新審視生活習慣有時也能改善症狀。

❷以護具固定腳踝

這種治療方式的重點在於透過活用貼紮及輔具等護具，將腳踝的活動控制在合適的範圍中。詳細的固定方式，會在稍後仔細說明。

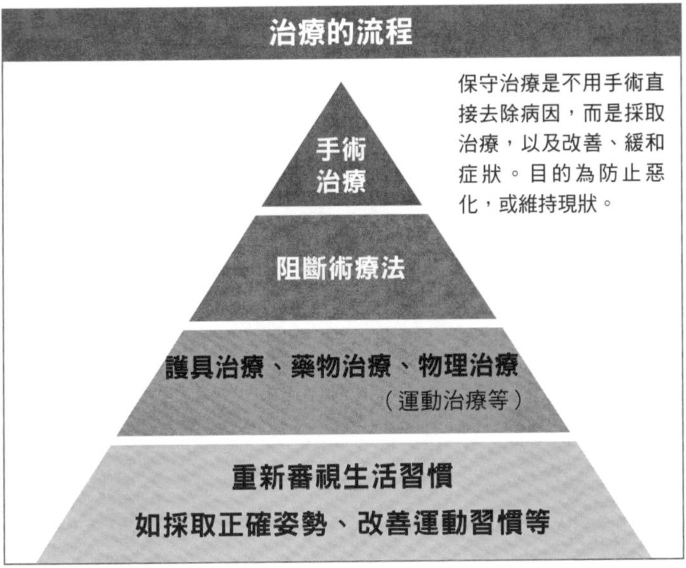
治療的流程
保守治療是不用手術直接去除病因，而是採取治療，以及改善、緩和症狀。目的為防止惡化，或維持現狀。
手術治療
阻斷術療法
護具治療、藥物治療、物理治療（運動治療等）
重新審視生活習慣
如採取正確姿勢、改善運動習慣等

③ 藥物治療

當生活品質下降或疼痛強烈時，藥物療法十分有效。此時會開立非類固醇消炎藥物和抗憂鬱藥、末梢血管擴張藥、神經性疼痛藥物等口服藥。當口服藥無效時，應考慮阻斷術療法。

④ 物理治療

某些醫療機構會採取用微波或熱敷墊，溫熱疼痛部位的熱療法。或是實施用人類耳朵無法感知的高頻音波（微波）刺激的超音波療法等。

21 固定部位①
前距腓韌帶（ATFL）

有時穿戴護具能輔助鬆弛的前距腓韌帶。也就是能防止腳踝過度活動，讓腳踝的形狀和可活動區域維持在正確的範圍內。如此一來便能減少腳踝鬆弛狀況，穩定腳踝。

若以較專業的說法來說，就是**透過加強腓骨和距骨的連結，防止腳踝內翻，也讓腳尖比較容易抬起，因此較不容易絆倒**。

這麼做也能讓距骨正常作用，讓著地時的衝擊能被整個腳底吸收。

前距腓韌帶連接了腓骨的外腳踝骨和位於腳中央的距骨。會在腳尖向下活動（蹠屈）時拉長繃緊，收縮時則會恢復原位。

前距腓韌帶的伸縮性原本就比較弱。有內翻扭傷或習慣腳內翻的人，很可能有前距

前距腓韌帶和腳踝的固定位置

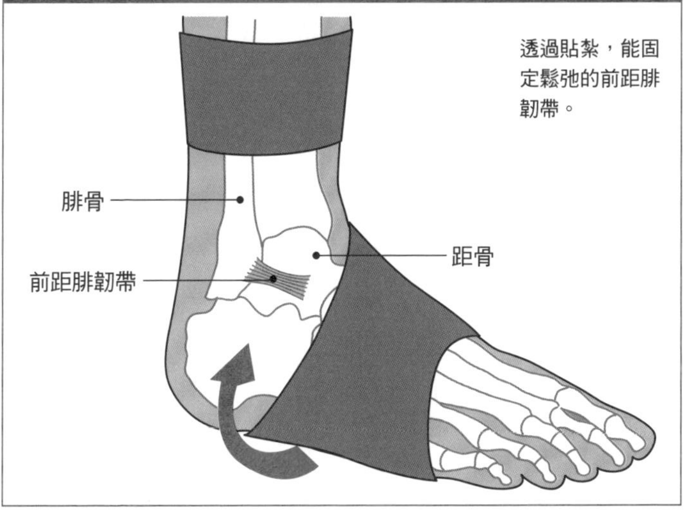
透過貼紮，能固定鬆弛的前距腓韌帶。
腓骨
距骨
前距腓韌帶

腓韌帶鬆弛的問題。

若使用沒有彈性的材質貼紮，就能固定腳踝，讓患部在內翻扭傷過後得以靜養，防止再次發生。

若採用有彈性的材質貼紮，則能輔助鬆弛的前距腓韌帶。透過提升腓骨與距骨的緊密度，防止腳踝鬆弛。

如此一來，將使距骨接收力量的方式較為正確，也能讓整個腳底來吸收著地的衝擊，也較不會衝擊到坐骨神經。

22

固定部位②

改善踝隧道症候群

踝隧道症候群容易因腳踝外翻而引起。透過穿戴護具，能改善腳踝鬆弛，以及避免腳踝外翻導致踝隧道變窄。也能防止踝隧道和腓骨神經鬆弛及受到壓迫。

除此之外，還能讓踝關節維持正確的形狀及其活動區域，也因此能讓通過踝隧道的脛骨神經免於受到壓迫。而腳底也能平均著地，讓著地時更穩定，走路時也更穩健。當以護具正確固定腳踝，活動就能更流暢，走路時的狀態也能更好。

踝管是腳踝上隧道狀部分。在狹小的空間中，有動脈、靜脈、連結肌肉與骨頭的肌腱三條，以及與坐骨神經相連的脛骨神經。**當腳踝鬆弛，隧道形狀的踝隧道就會變形，壓迫神經**。

踝隧道與三角韌帶的固定位置

貼紮能預防三角韌帶及屈肌支持帶鬆弛，並固定鬆弛的韌帶。也具有矯正踝隧道形狀的效果。

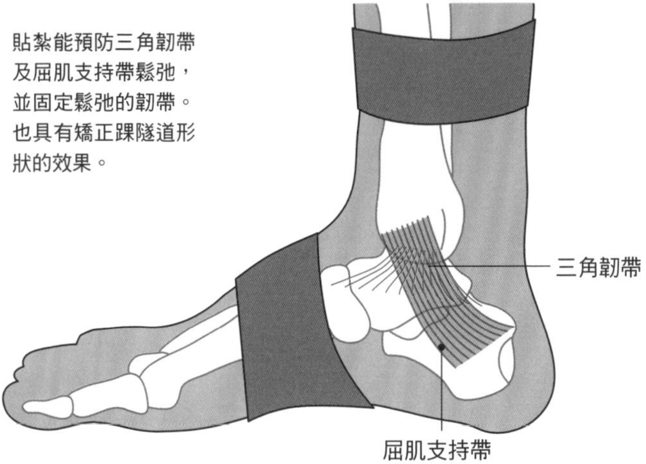

當使用有彈性的材質貼紮時，就有機會能防止腳踝鬆弛，矯正外翻習慣，讓隧道形狀趨於正常。

但是**為了解除對神經的壓迫，仍須為隧道保留一定的空間。因此若細綁的力道太小，將難得到效果**。

正確貼紮能防止腳踝活動過度，保持正確的可活動區域。

若以無彈性的材質貼紮，請儘量固定腳踝。如此一來便能將踝隧道維持在正確的形狀。

23 固定部位③
腓淺神經鬆弛

接下來我將說明最後一個利用穿戴護具，改善坐骨神經痛和腰痛的方法。而這裡的重點在於腓淺神經。

由於穿戴護具能讓腓淺神經處於正常位置，非常穩定。因此不容易因受到腓骨拉扯而發生壓迫狀況。

腓淺神經從腳踝上方繞過，延伸到腳背。因此在穿較緊的鞋子時，有時會有麻痺狀況。為避免穿戴護具再穿鞋會太過緊繃，請記得調整鞋帶的鬆緊。

腓淺神經是一條通過脛骨外側的神經，容易因內翻扭傷及內翻的習慣而受到拉扯，使神經碰到腓骨，受到壓迫。當以無彈性材質貼紮時，由於腳踝會受到固定，能讓患部

固定腓淺神經

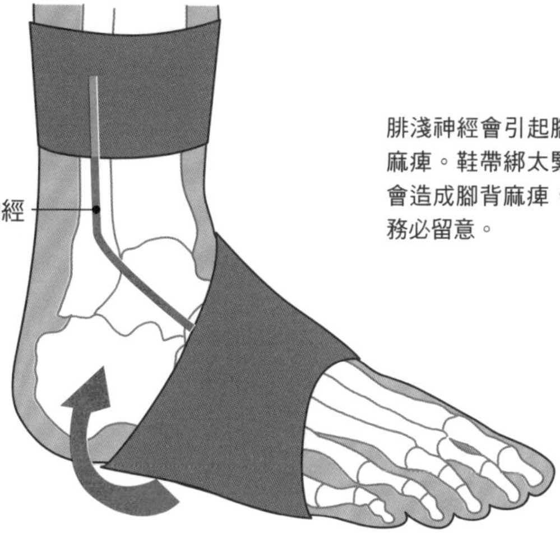

腓淺神經會引起腳背麻痺。鞋帶綁太緊也會造成腳背麻痺，請務必留意。

在經歷內翻扭傷後保持靜養，有防止復發的效果。

神經受傷需要時間恢復，為了能早日確實恢復，應透過固定，來穩定腳踝。

雖然在強力固定腳踝之下，會讓我們走路時不順暢，妨礙我們運動，但在腳踝有疼痛時，本應先以靜養為主。

當使用有彈性的材質貼紮時，穿戴所帶來的不適感低，還能紓緩因過度拉伸而緊繃的腓淺神經。

防止腳踝鬆弛也有矯正內翻的效果，以及減少容易絆倒的問題。

24 貼紮具有卓越效果

接下來，我將先說明本書書名的「貼紮」，及前面不時會提到的「護具」等名詞。

一般提到貼紮，指的通常是以捲狀膠布（貼布）貼在關節處的拋棄式護具。貼紮起源於美國南北戰爭時，以包紮用膠布固定傷者患部的行為。後來也會運用在美式足球及籃球等運動中，以預防運動員受傷。或用來固定，在運動時暫時抑制傷勢。而無論是貼布的材質還是貼紮方法，都逐漸開始發展。

而貼紮的功用，就在於輔助韌帶。也就是說希望腳不要往某個方向活動，就應以不具彈性材質的膠布固定；當想活動，但也想加諸範圍限制時，則可以使用具彈性材質的膠布，順著運動方向貼。依據膠布的彈性及長度，調整可動區域。

運動對應的貼紮方式

主要用於陸上競技等運動的貼紮方式

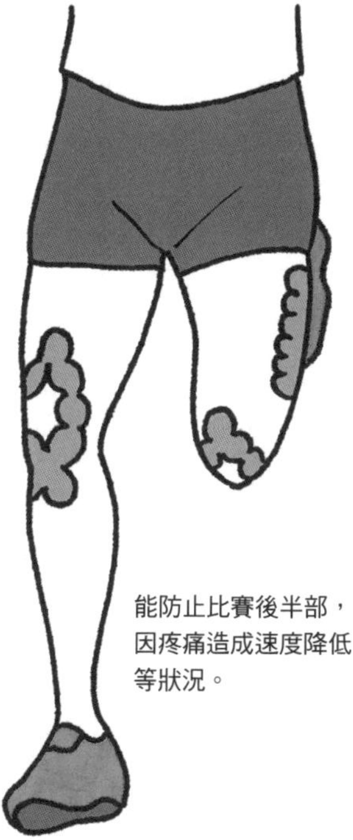

能防止比賽後半部，
因疼痛造成速度降低
等狀況。

用於棒球等運動的貼紮方式

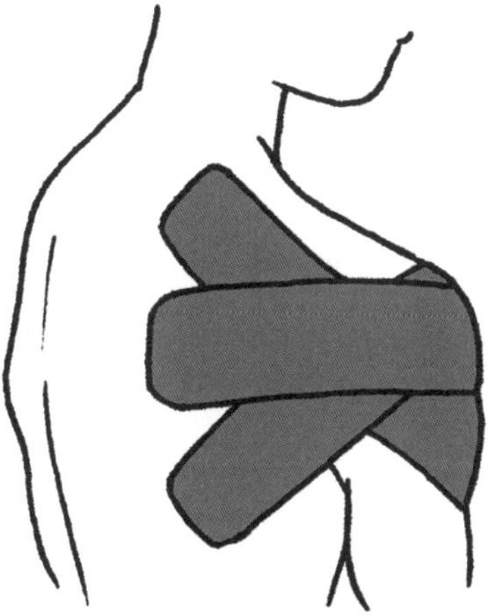

除了腳踝、膝蓋、腰部，肩膀
也容易出現疼痛等狀況。此種
貼法能運用於預防及防止復發。

用於棒球等運動的貼紮方式

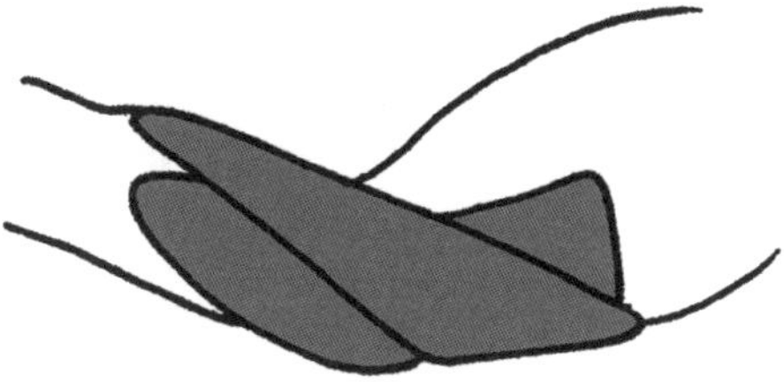

手肘主要會因過度使用而發生疼痛。因此這種貼法
能運用於預防及防止復發。

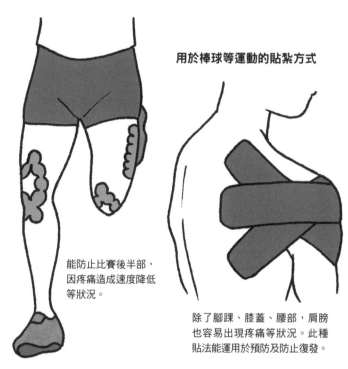

以貼紮貼布來貼紮，雖然非常有效，但缺點是纏繞時需要技術，以及成本高。為此，出現了一種運用貼紮原理的商品，使用可清洗材質及能反覆黏貼的魔鬼氈製作，能夠反覆使用。我們一般稱這種商品為「護具」。

但護具也分為許多種。像是以加溫為目的的護具，及保護身體避免受到摩擦及衝擊的護具。**而在本書中，我將運用貼紮的理論，將輔助韌帶功能的護具也視為「貼紮」的一種，並一一做介紹**。

在一篇調查貼紮會對運動表現帶來多少影響的研究中，折返跑及反覆橫跳等運動項目結果可以發現，雖然不多，但貼紮能提升時間和數值（次數）上的表現。

而針對需要爆發力的運動，由於貼紮讓「受到輔助的韌帶」能發揮力量，腳踝受到妥善固定，讓運動員知道即便使出全力也不用擔心受傷，產生心理上的效果。

近年也有一說，認為貼紮可能提升運動表現。

貼紮對運動的影響

	無彈性貼紮	有彈性貼紮	無貼紮
折返跑（秒）	14.32	13.95	13.97
反覆橫跳（次）	48.61	49.56	50.5
五段跳（m）	9.97	10.24	10.29

出處：足部テーピングが運動パフォーマンスに与える影響
（東京柔道整復専門学校、北里大学大学院医療系研究科、筑波大学大学院人間総合科学研究科）

例如有一位教練曾在網路上發表了一項實驗。證實透過貼紮輔助韌帶功能，能提升棒球打擊速度及投球球速。也有許多案例顯示即便是沒有運動習慣的高齡人士，卻因為使用護具，提升了走路的速度與距離。

只要正確使用、著裝，貼紮也是一個讓我們不用動手術，就能輔助韌帶恢復的道具。

25 腳踝貼紮的種類與選擇方式

首次嘗試貼紮時，可以選擇較有彈性，較能延展的種類。

若在使用時感到動作明顯受到限制，綁手綁腳，建議可以選擇較輕便，同時也能保護關節，並輔助動作的護具。

貼紮大略可分為使用單條貼布的「單條式貼紮」，及會露出腳尖及腳跟，如襪子般的「穿式貼紮」。

其中單條式貼，也能運用百元商店也買得到的「套環＋單條貼紮」。先將套環套入腳踝，再用綁帶以「8字型」纏繞腳背與腳底。

若只是在日常生活中使用，這種便宜的商品便具有足夠的功能性了。可以先嘗試看

各式各樣的貼紮種類

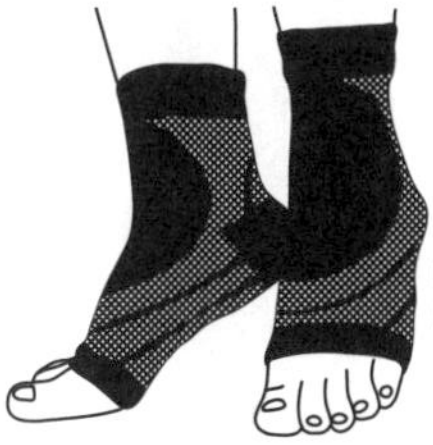

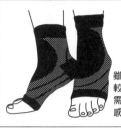

雖然固定力較弱，但只需穿上就能感受到效果。

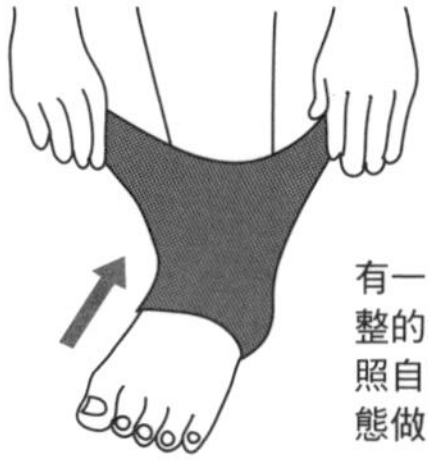

有一、兩處可調整的地方，可依照自己的身體狀態做調整。

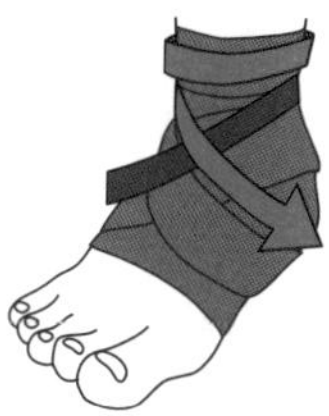

相較之下固定力較強。同時具備穿式貼紮及單條貼紮的效果。

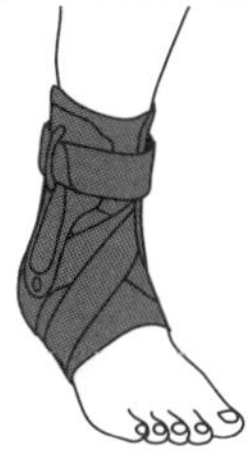

適合做較激烈運動時使用，附有固定關節的板子。

看效果如何。**若想維持健康的生活，建議一天要走到八千步**。對於即使有坐骨神經痛及腰痛煩惱，仍想繼續運動者；以及當腰痛穩定下來時，想走久一點的人，我建議可以使用「穿式」貼紮方法。

長時間步行及激烈運動，可能會使踝關節變得更加鬆弛。因此建議使用固定力及捆綁力道較強的貼紮方式。

由於穿式貼紮多以無彈性的材質製作，因此在穿戴時也許會感覺有些僵硬。若在穿戴時感到疼痛，請先暫時停止使用。

26 腳踝貼紮纏繞方式①

單條貼紮法

接下來我會以市售一般設計的單條貼紮法來做解說。

在單條貼紮，最後拉緊綑綁時，若仿照前距腓韌帶的形狀捆綁，就能提升預防內翻扭傷的效果，避免腳踝在不知不覺中內翻。

從腳外側往內側纏繞時若用力拉緊貼布，能增強大拇指的功能。

正如前面所說，市面上有販售各式各樣的貼布，就連百元商店也能入手。多多嘗試，並找出適合自己的貼布吧。

單條式貼布貼紮方法

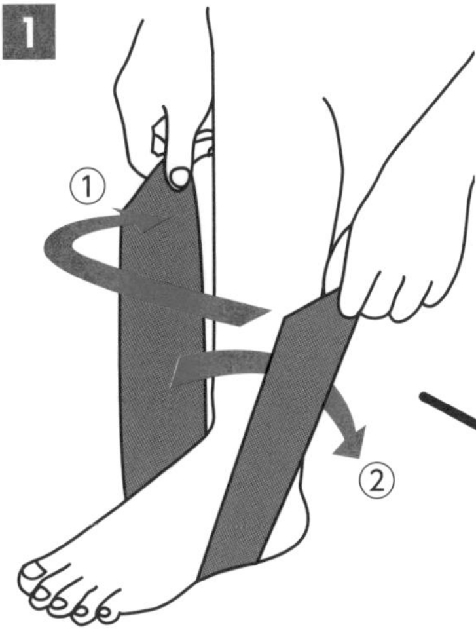

①將腳內側貼布往腳踝方向拉並纏繞。
②纏繞腳外側貼布時，以比步驟①更大的力氣拉緊。

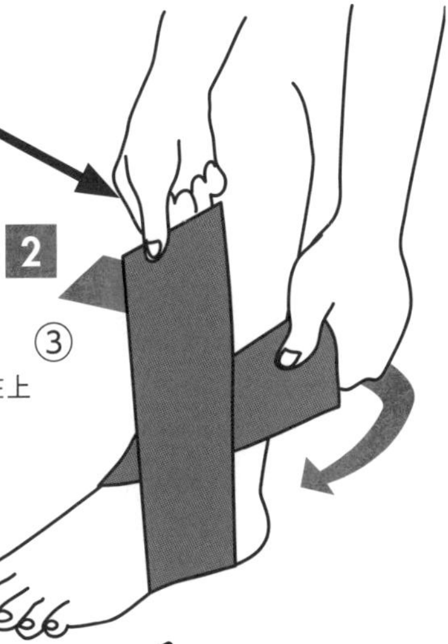

③右手拿的貼布側在上並交叉。

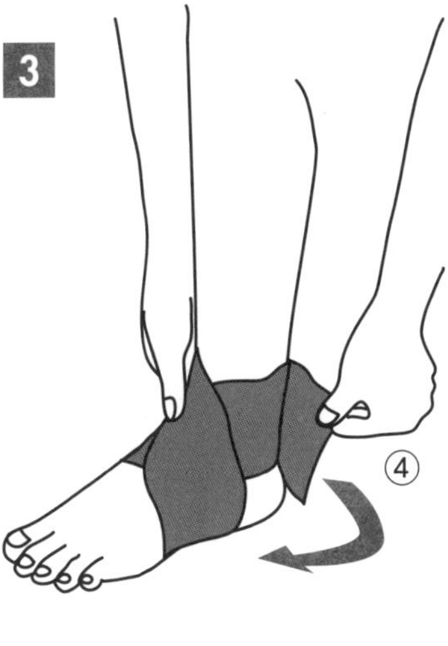

④將左手側按住腳踝，右手則用力拉，並以魔鬼氈固定。

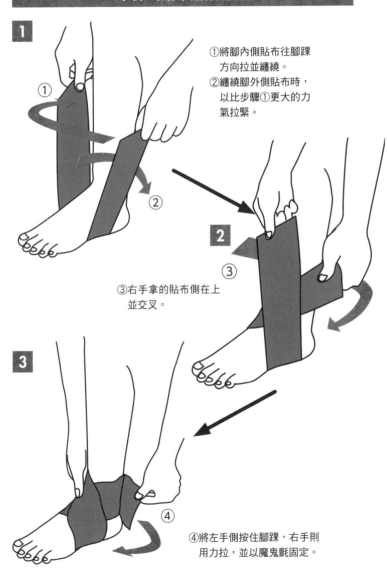

27

腳踝貼紮纏繞方式②
穿式貼紮法

接下來我要介紹的是穿式貼紮。而在穿式貼紮之中，也分為許多不同的種類。最簡單的就是如襪子般的穿戴方式。也就是不捆綁，以魔鬼氈黏貼的方式，因此應該不會搞錯使用方式。

這種方式就是將腳套入，讓腳背部分被覆蓋。接下來纏繞腳踝，並以單邊魔鬼氈黏貼。這種貼紮方式的重點在於舒適度及支撐性之間的平衡。比起纏繞式，我更推薦這種貼紮方式。

還有一種方式同樣是覆蓋腳被後纏繞腳踝，再將貼布從腳底往上拉，像打叉一樣捆綁腳踝。此方式功能性最強，能妥善固定踝關節，解決關節鬆弛問題。

穿式貼紮方式

1

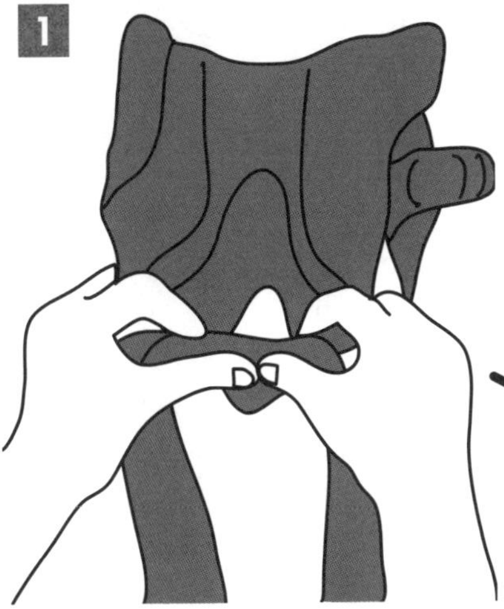

將魔鬼氈撕開，將其中的固定板調整到正確位置。

2

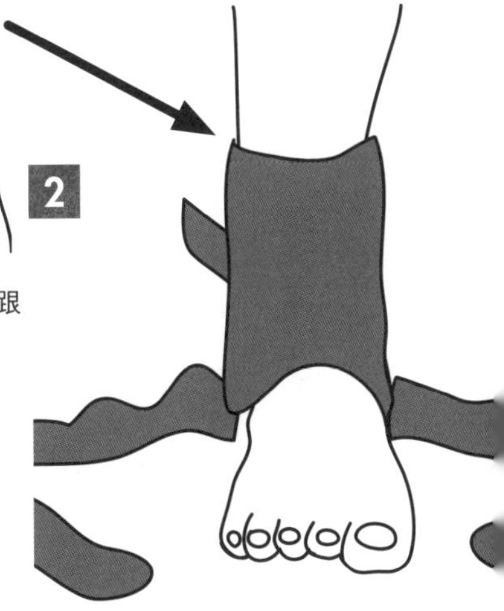

照 1 的方向將腳套入。若腳跟處有貼布，應將貼布貼好。並確認腳是否有完整套入。

3

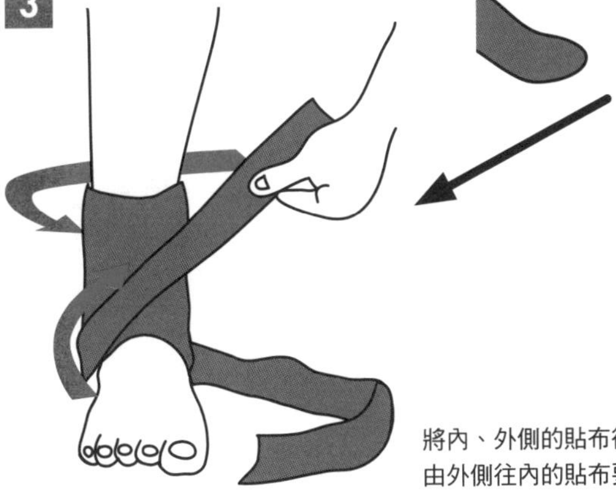

將內、外側的貼布往腳踝方向纏繞。由外側往內的貼布要更用力捆綁。

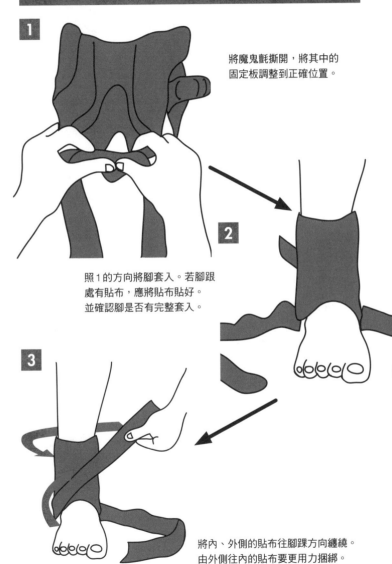

28 貼紮的最佳時機

那麼貼紮最好的時間點又是什麼時候呢？

我建議除了洗澡與睡覺之外，可以一整天都貼紮也無妨。若不覺得癢，也沒有長疹子等不適，甚至連睡覺時都可以穿戴。

我之所以建議長時間貼紮，是因為貼紮能讓關節維持在正確的位置上。如此一來，容易內翻、外翻者，就能不再內翻和外翻，習慣正確的姿勢，對腳踝來說也比較好。

且建議不要等開始疼痛才貼紮。由於貼紮也能預防疼痛，貼紮時請務必留意這點。

若只想在工作及運動等時候貼紮，**請於運動前三十分鐘便開始貼紮**。這是因為必須先試走看看，確認是否有強烈壓迫感或搔癢、長疹子等不適。另外也建議在運動後三十

柔道整復師貼紮

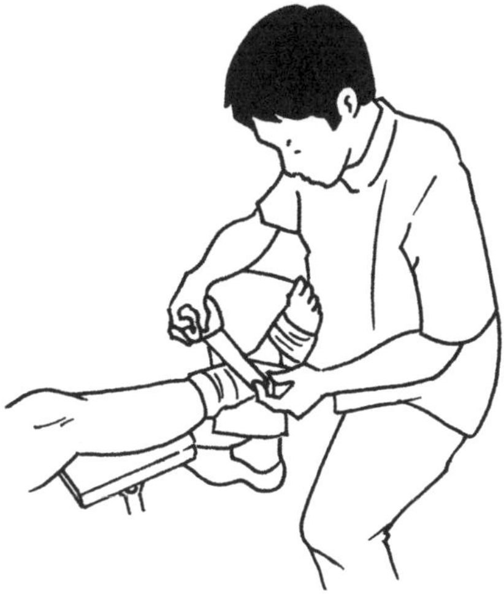

整復院等，有時會依據用途與症狀，協助貼紮。

分鐘以內卸下貼紮。

此外，在午休或長時間休息時，為了能讓皮膚及血管等休息，也可以暫時卸下。

在購買貼布時，建議大家先和醫師或柔道整復師商量。說不定他們會依據你關節的狀態，判斷需要輔助的程度，並介紹推薦的商品給你。

有些機構中有許多形式的貼紮樣品，或許可以試穿。

29 用三個重點了解不對腳踝施加壓力的站姿

雖然站立對人類來說是相當基本的姿勢，但其實許多人不知該怎麼做。

而「端正的站法」能夠解決這個困擾。例如軍隊中的「立正」，就是相當優美又氣派的姿勢。但由於立正姿勢需要繃緊全身的神經，無法長久維持。而「稍息」也一樣，俐落站立這件事，本身就稱不上是一種休息。

若是女性，還可以選擇如模特兒般的站姿，然而這種站姿也無法長久維持。**特別是讓腳看起來比較漂亮的左右腳交叉站姿，也是不利於左右平衡，相當累人的姿勢**。

那究竟什麼樣的站姿能保護我們的腳踝呢？

不對腳踝造成負擔的站姿，必須注意到三個重點。

正確的站姿

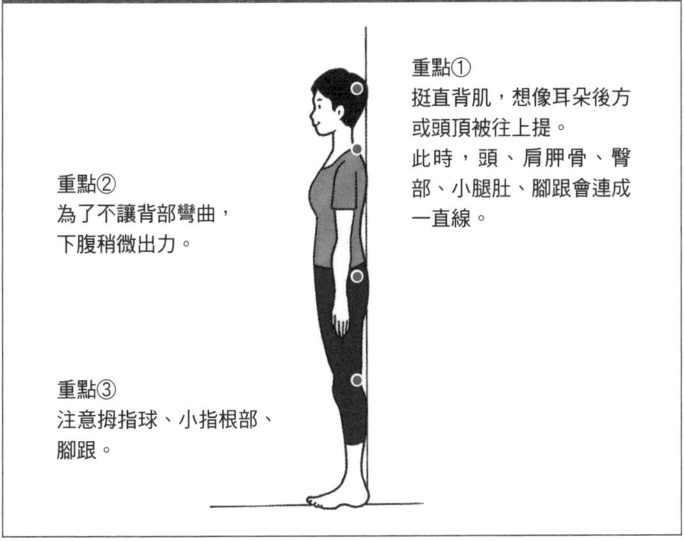
重點①
挺直背肌，想像耳朵後方或頭頂被往上提。
此時，頭、肩胛骨、臀部、小腿肚、腳跟會連成一直線。
重點②
為了不讓背部彎曲，下腹稍微出力。
重點③
注意拇指球、小指根部、腳跟。

第一，是站立時要想像頭頂上有一個鉤子，並被往正上方提起。當脖子在正確的位置上，腰部所承受的負擔就會減輕，身體也會自然地伸展。

第二，是肚臍下方要稍稍用力。腰至腹部下方的髂腰肌出力，就能將腰椎固定在正確的位置上。

最後的第三點，是留意腳底的拇指球、小指根部、腳跟三點。平均使用到整個腳底非常重要。

30 不對腳踝施加壓力的地上坐姿

比起會對腳踝造成負擔的站姿，也許大家比較少留意到坐姿。但其實**坐姿相當重要。社會的演進，讓我們坐著的時間變長，因此當坐姿不佳，將很容易對身體造成不好的影響**。坐在地板上時，應注意到以下三個重點。

❶ 不要長時間維持相同的姿勢

我們在作業或休息時，都容易久坐。當長時間維持同樣的姿勢，將使血液循環變差。**因此時不時起身，稍微活動身體，變換姿勢相當重要**。

❷ 避免跪坐

當持續維持會對腳踝造成負擔的姿勢，即使只是坐著，也會對神經造成傷害。特別

好的坐姿、壞的坐姿範例

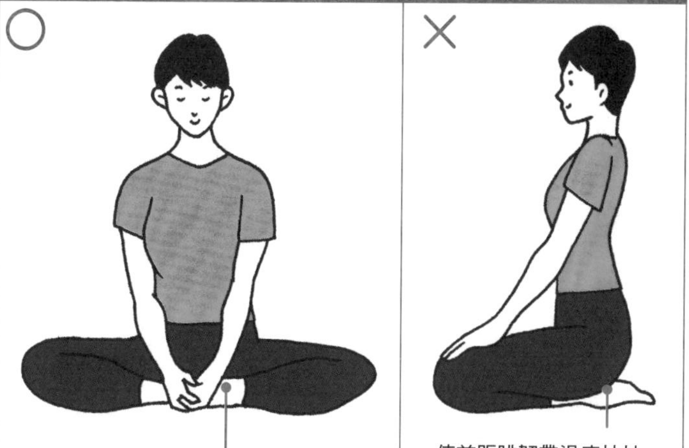

不會拉伸到前距腓韌帶，也較不會壓迫到下肢的姿勢。

使前距腓韌帶過度拉扯，且必須承受體重，因此會使韌帶漸漸鬆弛。

是跪坐，或是盤腿等過度延伸腳尖的坐姿會對腳踝造成負擔，也可能使疼痛惡化，加劇鬆弛的可能性。

③ 審視習慣動作

請試著留意平時腳踝是否處於不自然的狀態。像歷史劇中登場的貴族及女兒節娃娃一樣，**呈現腳底板相對，膝蓋向左右兩側大幅度打開的「樂座」坐姿就很不錯**。若這種坐姿還是會讓你感到疼痛，可以試著改為散盤坐姿。此時請留意不要讓腳踝呈現蹠屈的姿勢。

31 不對腳踝施加壓力的椅上坐姿

這世界上有各式各樣不同型態的工作。然而隨著現代資訊社會的演進，文書工作勢必會越來越多。但也有研究指出過度久坐會縮短健康壽命。

由於遠端工作的盛行，現在坊間似乎也有販賣能輕鬆調節高度的升降桌，讓我們無論是站著或坐著都能工作。

而日本也從過去在客廳擺放矮圓桌，演變成在客廳擺放沙發，或餐廳裡擺放餐桌的形式，使我們開始會坐在椅子上。而我希望大家能注意以下四點。

❶ 不長時間維持相同姿勢

即便是必須整天處理文書作業的人，也應避免一直維持相同的姿勢，適時起身活動。**黏在椅面上的臀部與大腿，會因受到壓迫，導致血液循環容易變差**。而腳踝亦同，應適度活動。

❷ 注意左右平衡

若為翹腳的坐姿，應在途中換腳，避免長時間維持同樣的姿勢。有些人習慣把一隻腳坐在另一隻腳的大腿下方。但這對腳踝和腰、脊椎來說都不好，請避免做這個動作。

❸ 避免過度蹠屈

雙腳向前伸的坐姿，會使腳踝過度拉伸（蹠屈），進而導致韌帶鬆弛。請留意避免讓大腿與小腿之間的角度超過90度。

❹ 瞭解自己的習慣

雖然活動雙腿，避免維持相同姿勢很好，**但請避免過度活動腳踝**。只需做不會造成腳踝負擔的蹠屈與一些背屈動作。也就是說只需要稍微做縱向活動即可。請避免下意識在桌子下方轉動腳踝。

32 用正確的走路方式，找回身體平衡

動物就是「會動的生物」。馬之所以能夠持續奔跑，是因為肌肉在跑步時扮演幫浦的角色，以維持應有的血液循環。而鮪魚及鰹魚則以「停止游泳就會死亡」聞名，這是因為牠們沒有鰓，若不游泳就無法吸收氧氣。

雖然不如上述例子這麼極端，但人類也是動物的一種，若想維持健康就必須動。**其中又屬步行特別重要。透過走路，能讓我們的身體取得平衡**。

然而當受傷或一些壞習慣，使我們走路會左右不平衡時，別說是利用走路讓身體取得平衡，甚至還會讓不平衡的狀況加劇。

在自我檢查時，若發現鞋底磨損方式有異狀，請試著重新審視自己的走路方式。腳

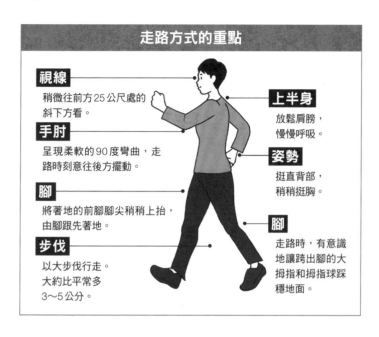

走路方式的重點

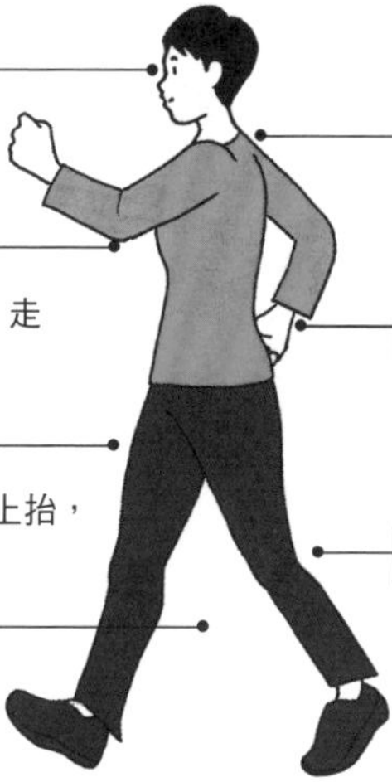

視線
稍微往前方25公尺處的斜下方看。

手肘
呈現柔軟的90度彎曲，走路時刻意往後方擺動。

腳
將著地的前腳腳尖稍稍上抬，由腳跟先著地。

步伐
以大步伐行走。大約比平常多3～5公分。

上半身
放鬆肩膀，慢慢呼吸。

姿勢
挺直背部，稍稍挺胸。

腳
走路時，有意識地讓跨出腳的大拇指和拇指球踩穩地面。

踝傾斜者，請確認自己是內翻還是外翻；是腳尖離地（外展）還是貼地（內收）；是O型腿還是X型腿。若可以的話，請試著以手機從前方、旁邊等角度拍攝自己走路的樣子，並加以確認。說不定你的走路方式，與自己想像中的大不相同。

關於走路方式，有一個很重要的訣竅。**那就是讓位於大拇指根部的澎起處（拇指球）用力**。透過將重心放在這個位置，能使內翻和外翻的狀況消失，也能免於白費力氣，行走得更流暢。

33 腳踝貼紮時應注意的地方

雖然貼紮對於輔助韌帶有良好的作用，但若使用方法錯誤，仍會對身體帶來不好的影響，請務必留意。接下來我將介紹腳踝貼紮時必須注意的幾個重點。

❶ 確認輔助等級

用運動員所使用的貼布貼紮時，需要具備知識、經驗及技術。當然，這並不代表只有專業教練才能操作。但當自行操作時，請務必先了解正確資訊，妥善操作。

其中有一點特別希望大家留意。那就是**先確定貼紮的目的是為了固定，還是要促進活動能力。在選擇市售貼紮商品時，最困難的就是如何選擇固定的強度（支撐等級）**。

若剛受傷，最重要的目的就是固定，以保護患部及靜養。

依據運動種類有不同的貼紮方式

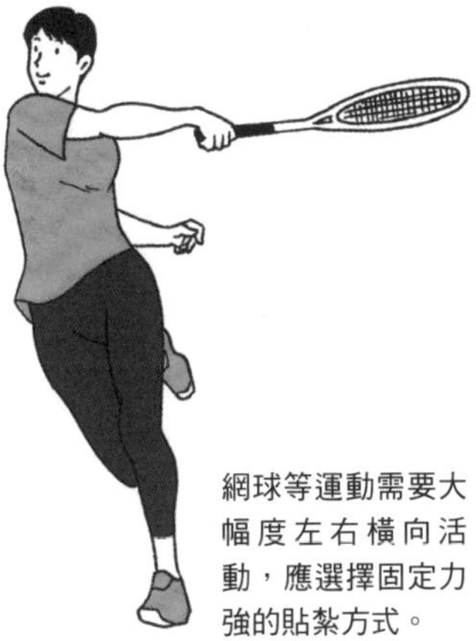

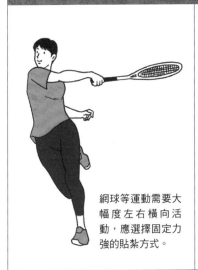

網球等運動需要大幅度左右橫向活動，應選擇固定力強的貼紮方式。

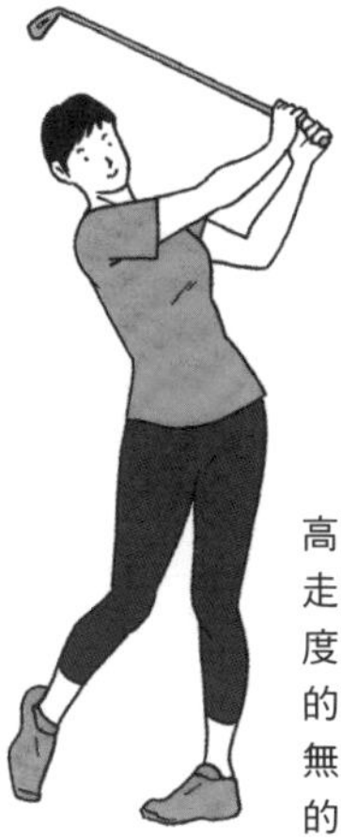

高爾夫等會走路，且適度活動腳踝的運動，則無須那麼強的固定力。

想防止已痊癒的傷復發，不需完全固定，但若對活動的約束力太弱，也會令人感到不安。

若以治療腳踝鬆弛為目的，則不需要太強的固定力。因此請先確定你所需要的貼紮強度吧。

除了要確認受傷狀況之外，還必須確認用途，再加以判斷。

走路、高爾夫等，和網球、棒球等運動，會對腳踝所造成的負擔，及可活動區域都大不相同。

正如前面的說明，**腳踝雖然善於做腳尖延伸、向內勾這種縱向的活動，但對於橫向踢的動作則比較弱，導致扭傷的危險性也會變高。因此應該依據用途，選擇適合自己的貼紮方式**。

有些柔道整復師所營運的整復院（接骨院）等機構，有單純提供運動貼紮的服務，因此也可以在做激烈運動前運用。

❷ 不過度捆綁

若是如襪子穿法的貼紮是無妨，**但若選擇以魔鬼氈捆綁式的貼紮，則捆綁的力道控制相當重要。若為求效果而過度捆綁，反而會使血液循環變差，十分危險**。

除了血液循環外，筋膜（包覆肌肉的薄膜）和肌肉與神經的沾黏會變嚴重，有時也會產生僵硬，以及疲憊感變強。由於筋膜覆蓋著全身的肌肉，當一處嚴重沾黏，有時也會使其他部位出現僵硬及疲勞的感覺。

而在使用無彈性的貼布時，有時即便沒有過度捆綁，仍會有壓迫感。若是如此，請選擇有彈性的貼布。

無彈性的貼布常被用來支撐肌肉，其中一個好處是可透過使用兩、三層堆疊，來調整固定程度。

「穿式貼紮」則有分尺寸，建議在實體店面試穿後再選擇是否購買。

❸ 不過度依賴

若是支撐等級較強的貼紮，預防扭傷的效果高，因此即便做高強度的運動也能夠放心（但並非絕對）。但**對動作限制較低的貼布，則沒什麼預防扭傷的效果，運動時請勿過度依賴**。

貼紮後，不應突然出全力運動，而是應該一邊觀察狀態，一邊試著增加強度。

34 貼紮新手常見問題及解決方式

一般市售的貼布及護具，幾乎都並未被分類為「醫療用」。但**若能妥善活用，還是能改善腳踝鬆弛，並使腳踝鬆弛所造成的坐骨神經痛和腰痛症狀好轉**。然而若選擇和使用方法錯誤，剛開始使用時會有許多煩惱。接下來就讓我針對必須確認的事項和對策做說明吧。

在此我整理出了幾個選擇貼紮時需要注意的地方。

●腳尖冰冷、感覺不適、腳麻

有可能是因為尺寸不合、魔鬼氈貼得太緊、綁得太用力等所導致。請調整成適當的鬆緊度吧。在冬天時，可以試著穿穿看壓力襪。

有時會感到疼痛或搔癢

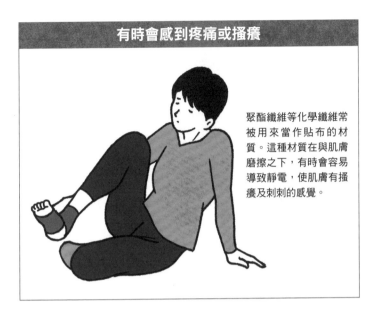

聚酯纖維等化學纖維常被用來當作貼布的材質。這種材質在與肌膚磨擦之下，有時會容易導致靜電，使肌膚有搔癢及刺刺的感覺。

●搔癢、起疹子

當感到有異狀，就立刻脫下貼布或護具吧。若材質與肌膚不合，可以先穿上襪子再穿戴貼紮。

有些商品上會標示「請穿戴在襪子等上方。請勿直接接觸肌膚」的警語。

●有時會鬆掉、歪掉、造成疼痛

有時會有上述狀況可能是因為穿反，或是沒正確穿戴。有些商品的穿戴方式比較複雜，請務必仔細閱讀說明書後再進行正確的穿戴。

Part.2

總結

- 固定腳踝有助於輔助鬆弛的韌帶。
- 保守治療：改善生活習慣、護具治療、藥物治療、物理治療。
- 根據運動強度等目的選擇適合的貼布。
- 護具有分「單條式」和「穿式」兩大類別可以選擇。
- 站立時留意腳底的三點（拇指球、小指根部、腳跟）。
- 坐姿不好，會導致腳踝鬆弛進而引起坐骨神經痛、腰痛。
- 走路時，留意拇指球。

Part 3

應用篇

提升腳踝貼紮效果的微運動及生活習慣

35 如何提升腳踝貼紮的效果

在Part2中，已經說明了腳踝貼紮能有效緩和坐骨神經痛和腰痛的症狀。由於是很重要的內容，因此重複講述了多次，大家應該都很了解了。

但請大家務必記得，在改善症狀這條路上，我們應該做的不是全力衝刺，而是一步一步循序漸進。我們也是花了很多時間，才導致坐骨神經痛、腰痛這些狀況。因此**要讓這些症狀消失，勢必也需要花上許多時間。**

不過即使如此，還是衷心希望本書能成為所有為坐骨神經、腰痛所苦的人的福音。因此希望能在此提供一些方法，能有效提高貼紮效果，提升走路速度，讓大家在走路時能更加舒適。

每天走的步數、速度，及能預防、改善的疾病

步數	快走速度	能預防的疾病
2,000步	-	臥床
4,000步	5分鐘	憂鬱症
7,000步	7.5分鐘	失智症、心臟疾病、腦中風
7,500步	17.5分鐘	癌症、動脈硬化、骨質疏鬆、骨折
8,000步	20分鐘	肌少症、體力衰弱
9,000步	25分鐘	高血壓、糖尿病、高血脂、代謝症候群
10,000步	30分鐘	代謝症候群
12,000步	40分鐘	肥胖

因此除了貼紮之外，為了能得到最好的效果，在此還要給予一些運動、飲食等方面的建議，改善大家的生活習慣。

就讓我們以不焦躁、不勉強自己的前提嘗試看看吧。比起過去的煎熬，就算走路速度仍然慢，只要能確實感受到自己的恢復，就能成為一種激勵。

而我最重視的運動，就是一步一步前進的「走路」。**試著做腳踝貼紮，並開始走路吧**。最近走路被賦予了「健走」的名稱，已經被視為一種真正的運動了。

參考上表，在不勉強的範圍內試著健

走看看吧。基本上慢慢走也可以，但據說若走路時依照上表中「快走速度」提高強度，也能提高預防生病的效果。

除了「跑步」之外，跳、踢、丟、揮舞等運動及武術中會使用到的身體動作，全都是由走路變化出來的動作。也就是藉由左右下肢交互動作，讓我們向前進。此時為讓全身達到平衡，左右上肢會前後揮舞。軀幹則負責協調上肢與下肢的動作，而軀幹之中最關鍵的就是腰。

因此雖然肌力訓練、瑜珈、皮拉提斯、慢跑都是很棒的運動，但首先應該先把路走好。**只要把走路走好，就等於為所有運動打好基礎。把健走當作運動還有一個優點，那就是受傷的風險很低。**會對肌肉造成強烈負擔的運動，也伴隨著肌肉挫傷（肌肉拉傷）、韌帶斷裂、腱鞘炎、關節炎等受傷的風險。而高速的腳踏車及跑步等運動，則可能因跌倒而受傷。

雖然健走也不一定百分之百安全，但只要用不勉強自己的步調走，幾乎無須擔心。

若是平時沒有運動習慣的人，只要二十分鐘，不，只要十分鐘便足夠。首先應準備好心情，面對坐骨神經痛和腰痛。**即使夾雜休息也無妨，試著留意拇指球，在家裡附近慢慢走走看吧**。若決定從十分鐘開始走起，只需走五分鐘後折返即可。

我也很建議為走路這件事加上一些「期待」的附加價值。例如去附近找朋友，聊個天後再回家；又或是走到超市，買個東西獎勵自己再回家；去公園看看花後回家；又或是走到神社參拜後回家。只要能帶來持續走下去的意義，什麼動機和理由都無所謂。

等習慣這個模式後，就能隨心所欲，稍微走遠一點也挺有趣的。等對走路這件事建立了信心後，就請試著在走路時帶上計步器吧！也可以透過智慧型手機計步。而我們的終極目標是一天走到八千步。健走會為生活帶來活力，一回神才發現腳踝和腰都變輕鬆了。

36 纏繞時的NG動作與習慣

即便好不容易找出不適的原因出自腳踝，也做了貼紮，但若做出增加腳踝傷害的行為，將使效果降低，甚至可能反而使病情惡化。

若像減肥時偷吃點心一樣「明知道不可以，卻戒不掉」。至少有認知到自己在做NG行為，那倒還好。

但腳踝的傷通常是在無意識之間累積的。由於是在自己無意識之間做的NG行為，因此很難抑制。

而貼紮這種穿戴「異物」的動作，能讓我們更注意腳踝。就讓我們藉此來提醒自己「我現在正在靠貼紮減輕腳踝的傷」，來防止NG行為吧。

對腳踝來說危險的動作

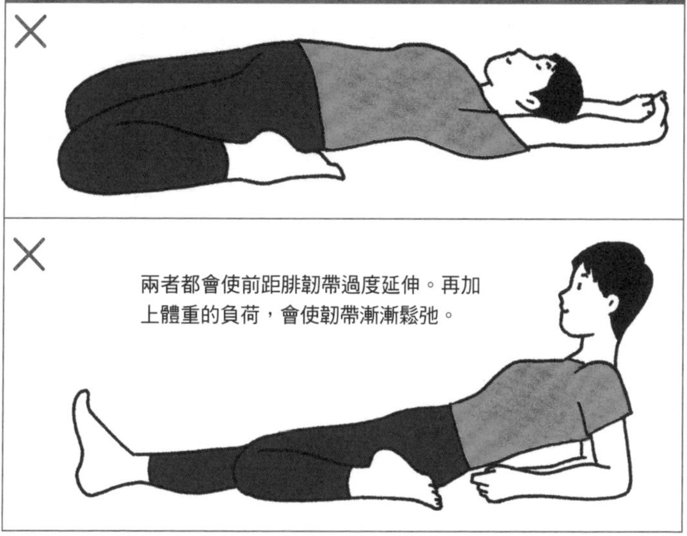

兩者都會使前距腓韌帶過度延伸。再加上體重的負荷，會使韌帶漸漸鬆弛。

雖然和前面的內容有些重複，但以下我整理了幾個NG行為的例子。

●坐著時

無論是工作、打電動、通勤，還是吃飯，在我們的生活中，有很長的時間都坐著。且多半都沒有意識到自己的坐姿，而是把注意力放在其他事情上。

而在坐著時的NG行為中，又以「無意識蹠屈」和「無意識的負擔」為主。因此請務必留意，避免讓腳踝做不好的動作。

・跪坐時，將使雙腳腳踝蹠屈，並承受體重，使腳踝鬆弛。

・雙腳盤腿常會讓腳踝呈現蹠屈狀態，因此也屬於NG行為。**請避免將腿盤得太緊，讓腳踝呈現自然的角度，對腳踝較好**。

・側坐也會使腳踝蹠屈。當從跪坐姿勢恢復成一般坐姿時，記得要讓腳踝的角度回歸自然。

・當坐在椅子上時呈現單腳彎折的坐姿，或是腳向前伸出的坐姿，會使腳踝蹠屈。因此請避免一直保持相同姿勢，應偶爾變換姿勢。

・請試著留意坐著做事時，有什麼樣的習慣動作。確認是否有腳踝蹠屈或是否在蹠屈的狀態下增加腳踝的負擔。**此外，也應注意是否有轉動腳踝，以及讓腳踝傾斜並施以壓力的習慣**。

●走路時

我非常推薦走路這件事。貼紮後就儘管走路吧。但走路時請務必留意走路的姿勢和腳踝是否傾斜，以及走路方式是否有不平衡。

●運動時

無論是否有貼紮，在做走路以外的運動時，務必小心不要受傷。雖然貼紮有預防扭傷等的效果，但依固定強度不同，預防效果也不盡相同，請勿過度依賴貼紮。

許多人從健康節目和書籍等吸收維持健康的新方法，並實際執行。**但旋轉腳踝的熱身只會使韌帶鬆弛，並無好處**。不過在運動前後做拉伸阿基里斯腱的伸展和蹲踞姿勢等則沒問題。

在靠貼紮減輕腳踝傷害的階段時，請儘量不要做會對腳踝造成強烈負擔的運動。

●其他

若想減輕神經所受的傷害，促進血液循環至關重要，因此應避免會使身體著涼的行為。如開冷氣導致身體過寒、穿太少、被水淋濕等。

37 提升腳踝貼紮效果的運動①

腳趾抓毛巾

增強腳趾力量，能有效保護腳踝，避免造成疼痛。就讓我們來鍛鍊腳踝周邊肌肉，減輕韌帶所承受的力量吧。一邊腳踝貼紮一邊實踐也相當有效。接下來將介紹幾項能有效輔助我們站立、步行的運動。

首先，是一項叫「腳趾撿毛巾」的腳趾訓練。

透過活動腳趾，能鍛鍊在步行及其他運動時，踩踏地面的肌力（蹠肌等），目的是要讓我們習慣這種的感覺。

希望大家參考注意事項，並在不勉強自己的狀況下試試看。

腳趾抓毛巾的做法

坐在椅子上，將毛巾平鋪在椅子前方，並將雙腳或單腳踩在毛巾上。不展開腳趾，也不往內縮，而是讓腳趾向前伸直。接著讓整個腳底踩在毛巾上，然後將毛巾全部向內抓，就完成1組運動了。1天做3組。

1

淺坐座椅前端，膝蓋及腳踝呈90度，腳跟踩穩地板。

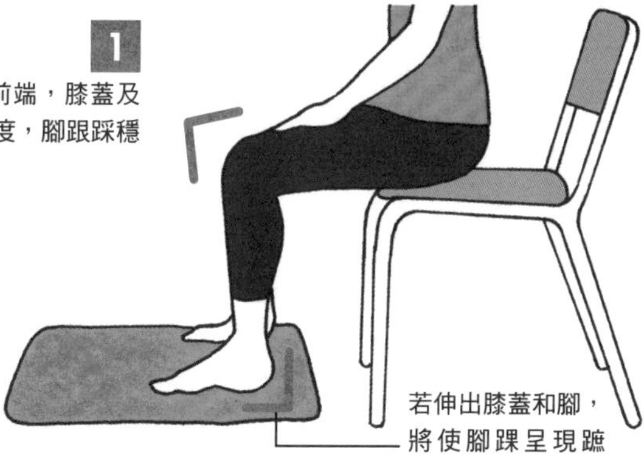

若伸出膝蓋和腳，將使腳踝呈現蹠屈，因此請確實彎曲雙腿。

2

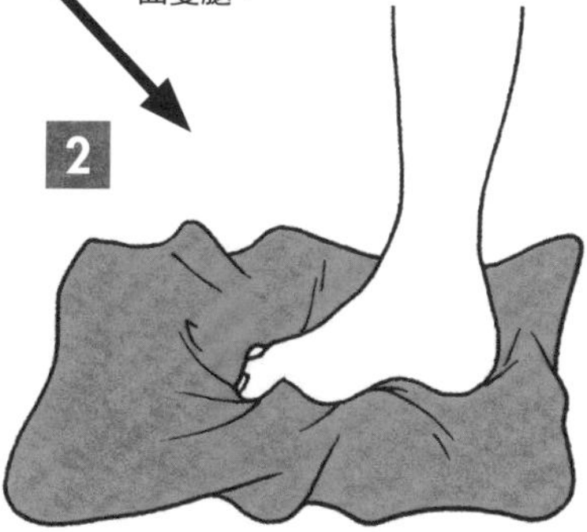

先將腳趾抬起，然後展開，接著放下，並將腳趾往內抓。重複這個動作，將毛巾向內抓，讓毛巾出現皺摺。若難以將毛巾向內收，只要用力用腳趾抓毛巾即可。

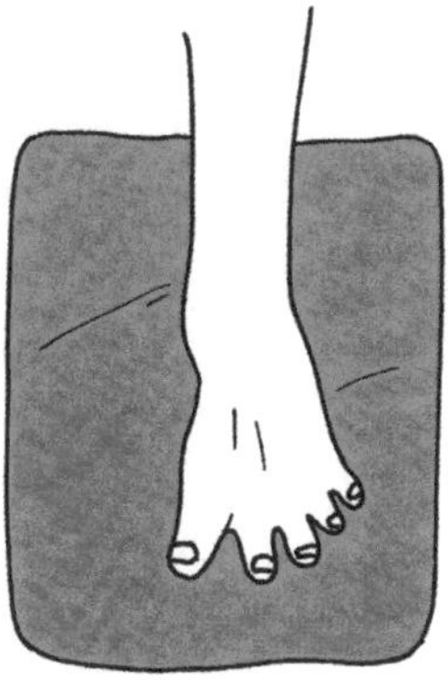

3

習慣後，可以在做的時候展開所有腳趾。

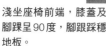

38 提升腳踝貼紮效果的運動②

網球按壓

這項訓練和前頁所介紹的訓練同屬於鍛鍊腳趾的訓練。

「網球按壓」除了腳趾之外，還會大幅度使用整片腳趾區域反覆做開合的動作。

若覺得網球太硬，難以操作，也可以先用美工刀等工具在球上劃幾刀，讓球變軟，或是直接使用軟式網球。也可以使用兒童用的彩色塑膠球。

除了大拇指之外，也會使用到中指、小指等全部腳趾。

若腳尖的血液循環較差，比較容易抽筋，請在不勉強的範圍內執行。

網球按壓的做法

1

淺坐座椅前端，膝蓋及腳踝呈90度。

不展開腳趾，也不往內縮，而是讓腳趾向前伸直。準備一個網球，並收緊腳趾抓握網球。此時請先讓腳跟停留在地面，接著用力擠壓網球然後放開，重複10次為1組。總共做3組。

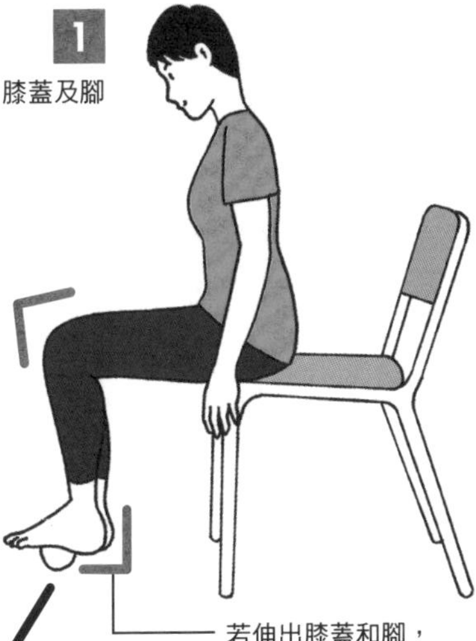

若伸出膝蓋和腳，將使腳踝呈現蹠屈，因此請確實彎曲雙腿。

2

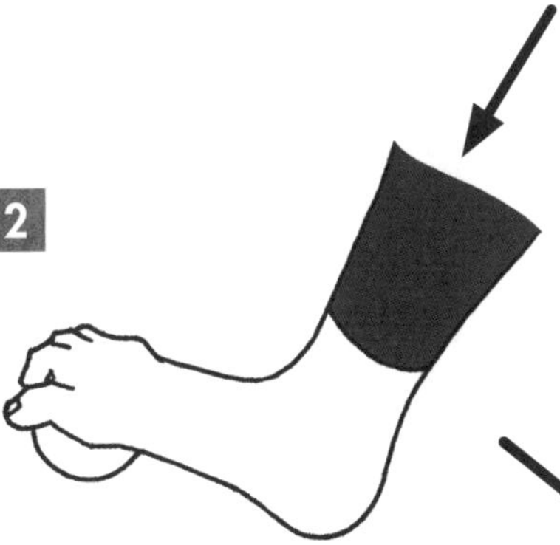

將大拇指指腹至腳趾根部向網球壓。

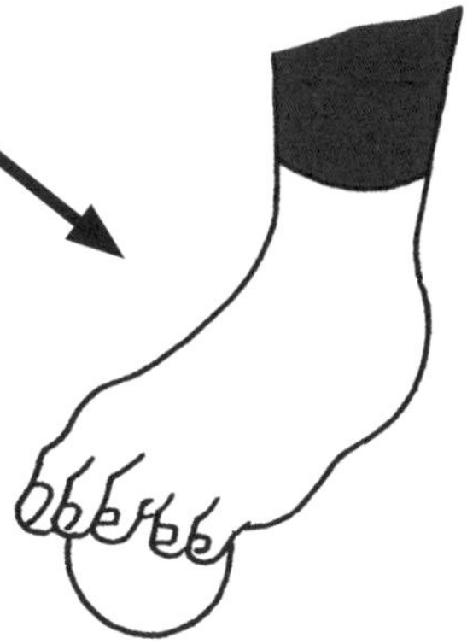

3

除了大拇指外，也試著讓中指及小指做做看。若網球太硬，也可以準備橡皮球等其他球類。

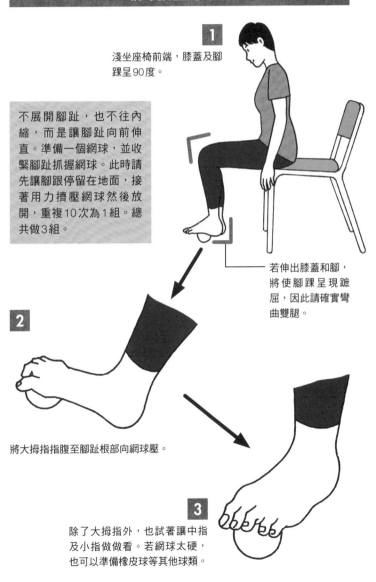

39

提升腳踝貼紮效果的運動③

上提、下降腳踝

「上提、下降腳踝」是一個無須道具的簡單運動，而且具有絕佳的運動效果。

小腿肚也被稱為「繼心臟後的第二血液幫浦」，能促進來自下肢的血液循環。鍛鍊小腿肚能讓全身的血液循環變好。

貼紮能輔助韌帶功能，進而能幫助小腿肚的伸縮運動。

此外，透過活動腳踝的踝隧道和經過踝隧道的肌肉（肌腱），也有助於整頓踝隧道內部。請記得先伸展再開始，且在不勉強的狀況下進行。

上提、下降腳踝的做法

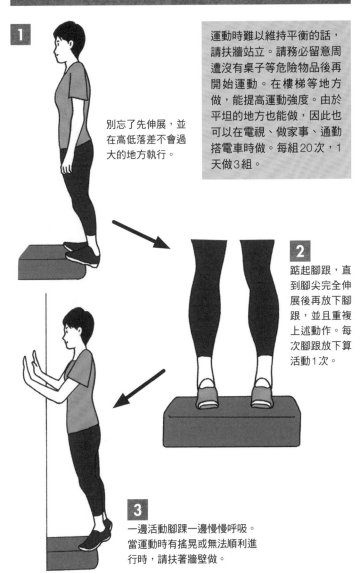

1

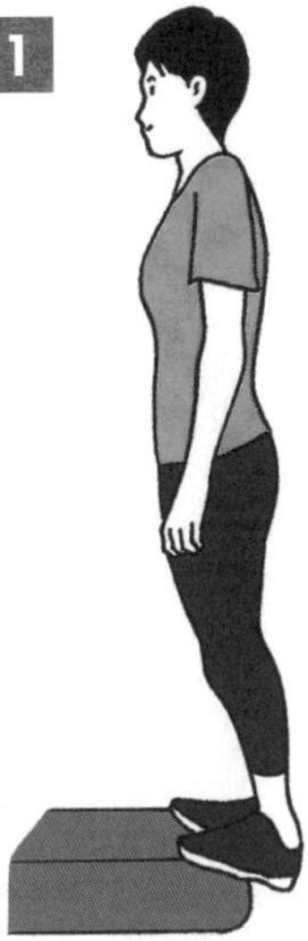

別忘了先伸展，並在高低落差不會過大的地方執行。

運動時難以維持平衡的話，請扶牆站立。請務必留意周遭沒有桌子等危險物品後再開始運動。在樓梯等地方做，能提高運動強度。由於平坦的地方也能做，因此也可以在電視、做家事、通勤搭電車時做。每組20次，1天做3組。

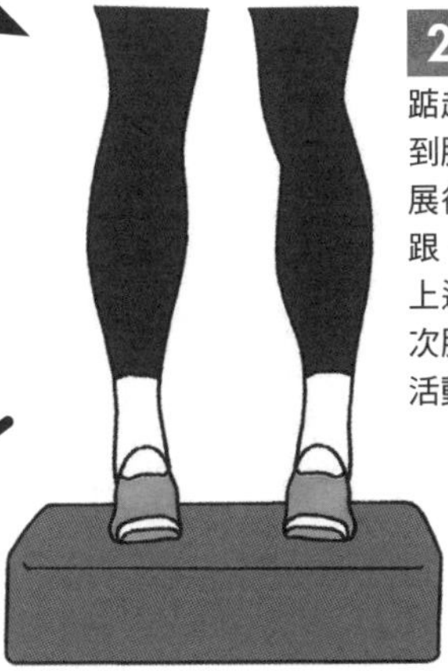

2

踮起腳跟，直到腳尖完全伸展後再放下腳跟，並且重複上述動作。每次腳跟放下算活動1次。

3

一邊活動腳踝一邊慢慢呼吸。當運動時有搖晃或無法順利進行時，請扶著牆壁做。

40

提升腳踝貼紮效果的運動④

抖腳訓練

雖然抖腳不太禮貌，但其實有研究證實，以醫學的角度來看，抖腳是一個相當不錯的動作。

抖腳被當作退化性髖關節炎的治療法，但我個人則認為這個動作也可以用來改善坐骨神經痛、腰痛，甚至是其他疾病。

搖動，也就是加上小幅的震動，有時也有助於排解混亂及阻塞的狀態。

當踝隧道及周邊神經受損，抖腳也可能解除壓迫的狀態。但此時千萬不可對腳踝施加太強的壓力。

抖腳訓練的做法

1

淺坐座椅前端，膝蓋及腳踝呈90度。

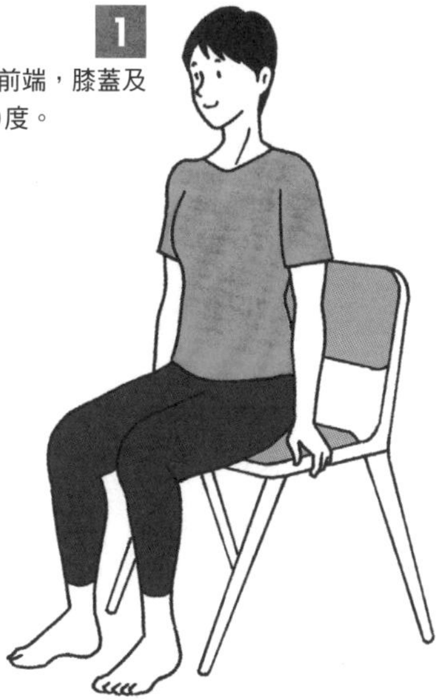

不展開腳趾，也不往內縮，而是向前伸直。雖說能帶來效果，但由於是「抖腳」的動作，儘量還是不要在公共場合做。1天建議做到2小時以上，但一開始可以先從15分鐘左右開始。

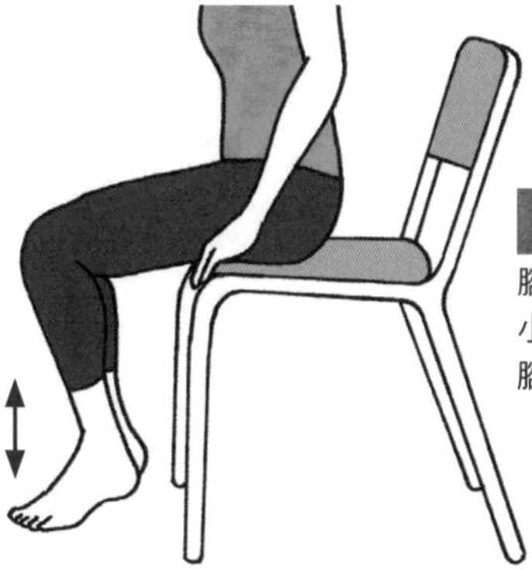

2

腳尖踩在地面，讓左右腳踝小幅度上下移動。
腳踝向上的幅度約為2公分。

3

在抖腳時請特別留意大拇指與拇指球。這樣比較容易有意識的讓腳尖朝內。

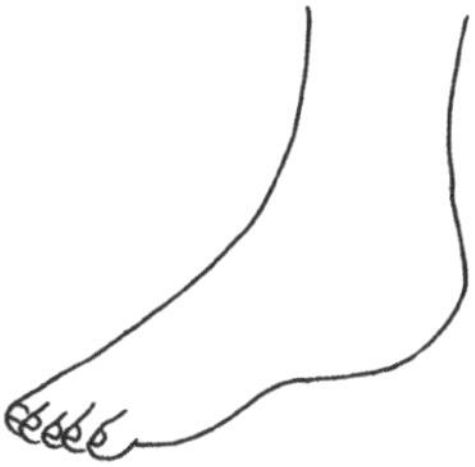

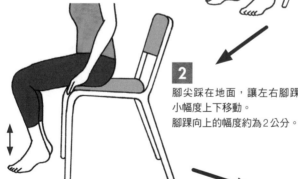

41 在生活中融入貼紮的方法

在接下來的Part4中，我將介紹一些因貼紮實際改善坐骨神經痛、腰痛症狀的經驗談，提供給各位讀者參考。

剛開始使用貼紮，就立刻獲得大幅改善的案例讓我非常震撼，因此我都還清晰記得。當然，也有些例子是後續慢慢才出現效果的。

無論是哪一種，都會因在使用貼紮幾天後開始感覺到變化，而以貼紮為主，再採取更多可能改善神經受損問題的方法。無論採取哪種方法，都是為了讓改善的狀態能持續下去而做的努力。

除了睡覺的時候，建議能儘量貼紮。但有些人在長時間穿戴後會感到疲累，或是皮膚會有負擔，此時請勿勉強自己。

接下來我將為貼紮時的注意事項排優先順序，其中**最重要的就是減少神經所受的傷害**。具體而言，就是當感到坐骨神經痛和腰痛時，應以貼紮固定，以避免工作、運動等，對腳踝造成強烈負擔而感到疼痛。就算沒有感到疼痛，也應該先實踐這點。

當減少神經傷害後，第二點需要考量的就是預防。對於有舊傷、因走路習慣導致腳踝容易鬆弛的人來說，沒有貼紮的腳踝可說是毫無防備。**即便只是通勤、移動、散步等簡單的運動，貼紮也能防止症狀惡化或未預期的傷害**。

若可以的話，第三點重要的事就是改善可能導致神經損傷的環境或習慣。**即使在不太需要使用腳踝的時刻，貼紮也能讓關節維持在正確的位置上**。

另外，對於腳踝有鬆弛的狀況，但還沒出現症狀者來說，也相當推薦以貼紮預防往後坐骨神經痛和腰痛。

42 靠貼紮改善症狀後

當以貼紮成功改善坐骨神經痛及腰痛的症狀後，下一步又應該怎麼做呢。

從結論來說，我認為不該就此大意。我對於大家能努力至今，打從心底佩服。畢竟是費盡千辛萬苦，才終於擺脫困擾多年的坐骨神經痛及腰痛。

但正因如此，更應該防止疼痛復發。

坐骨神經痛、腰痛的原因在於腳踝，是因為腳踝神經則受到傷害。那為何神經會受到傷害呢？我們必須回溯到最根本的問題。

原因如過去曾有舊傷、走路時腳踝會有傾斜、跪坐等等，原因不計其數。但貼紮能治療舊傷，輔助鬆弛的韌帶，也能固定鬆弛的腳踝。神經損傷就此解決，疼痛的下半身

旋轉腳踝的方式應留意

健康節目及書籍等中，常介紹維持健康的最新方法，也有許多人會跟著做。但旋轉腳踝的暖身只會讓韌帶鬆弛，並沒有任何優點。比起旋轉腳踝，請試著做做看本書中介紹的小運動。

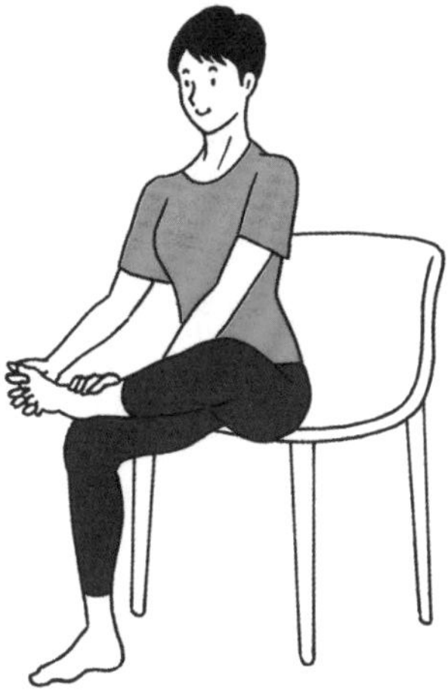

也回歸正常。**然而隨著年齡的增長，關節也可能變得脆弱，因此希望大家能持續貼紮**。

不只是坐骨神經痛、腰痛，任何疾病的關鍵都在於痊癒之後。生活中還是存在著危險的元素，為了能儘可能延長痊癒的狀態，也為了不再為相同症狀所苦，應該持續採取預防措施。

43 飲食習慣能幫助受損的神經恢復，極其重要

最後，我將提供一些有別於運動和動作的建議。以貼紮為主軸改善生活的時候，絕不能忽視的就是改善飲食生活。

我最希望大家能重視的，就是受損神經的恢復過程。我們必須保持血液循環順常，及代謝良好的狀態。而此時讓體溫升高是不可避免的。相反的，希望大家避免讓身體著涼，或儘量避免食用會妨礙血液循環的食物。若在夏天不斷吃、喝冰涼的食物或飲料，可能會推遲恢復速度。

在營養素之中，最應該重視的就是蛋白質，因為蛋白質是改善體質所需的「原料」。請積極攝取蛋、豆、魚、肉，及乳製品吧。提到原料，Omega-3、DHA、

含有豐富DHA、EPA的食材

	DHA	EPA
黑鮪魚（鮪魚肚）	2,877mg	1,288mg
黑鮪魚（瘦肉）	115mg	27mg
真鯛（養殖）	1,830mg	1,085mg
鰤魚（天然）	1,785mg	899mg
鯖魚	1,781mg	1,214mg
沙丁魚	1,136mg	1,381mg
秋刀魚	1,398mg	844mg
鰹魚	310mg	78mg

依照科学技術庁資材調查会議「日本食品脂溶性成分表」製作

EPA這些對神經來說不可或缺的營養素也相當重要。

受到損傷的末梢神經等，只要不是連細胞都受損的程度，就能夠再生、延長。而雖然體內無法自動生成DHA、EPA等脂肪酸，但可以透過攝取獲得，有保護神經細胞的作用，也能使神經傳導變得更順暢。

選擇食品添加物較少的食品也十分重要。即便攝取量在標準值以內，食品添加物對人類原本具備的健康維持功能來說，可說是一種「危險藥物」。

44 能提高貼紮效果的道具

接下來，我將介紹在利用運動療法提高貼紮效果時，相當方便的道具。回顧前面的內容，曾介紹過用來鍛鍊腳趾運動，如用腳趾抓毛巾的毛巾、網球按壓運動中的網球（使用彩色塑膠球也可以）等道具。

上提、下降腳踝時，則是最好利用階梯最下階。但若附近沒有階梯，市面上也有販售踏板能做「上下踏板」運動。

而計步器則是讓人提升走路動力不可或缺的道具。若用智慧型手錶等的穿戴裝置的功能量測，則能得知走路的距離和消耗的卡路里，也能記錄下來，是個不錯的道具。

也有些人能藉由耳機聽音樂、活用遊戲APP提升運動動力。

與貼紮搭配使用的道具

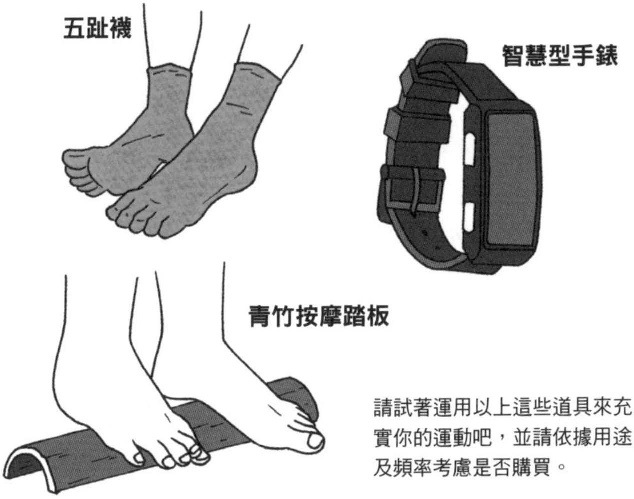

請試著運用以上這些道具來充實你的運動吧，並請依據用途及頻率考慮是否購買。

而五趾襪、分趾襪則是非常有助於我們走路時留意大拇指。

建築工人很愛穿的分趾鞋，能讓我們養成以腳趾用力踩地走路的感覺。若不敢直接穿上街的人，可以先在安全的公園草皮等地方嘗試看看。

此外，傳統的青竹按摩踏板能刺激腳底的多個穴道，且能正中足弓的位置，也有預防外翻的效果。

Part.3

總結

▶貼紮能提升走路效果。

▶留意盡量不要做出
過度伸展腳踝的動作與坐姿。

▶某些訓練能透過貼紮提升訓練效果。

▶穿戴貼紮也能當作做預防來使用。

▶飲食內容會影響神經損傷恢復速度，
要多加留意。

▶有些道具能提升、
輔助貼紮及訓練效果。

▶即便有所改善，仍應持續貼紮。

Part 4

患者案例

難纏的坐骨神經痛、腰痛因腳踝貼紮而獲得巨大改善

從作者的治療紀錄中，
介紹幾個為原因不明坐骨神經痛、腰痛所苦的患者，
透過固定腳踝後恢復的實際案例。

60歲
女性

年輕時曾有過運動傷害
貼紮後坐骨神經及膝關節疼痛減輕

喜歡運動的人較容易受傷。這位女性也是如此，在年輕時因為喜歡打網球、排球、滑雪、打高爾夫，也曾因此腳趾骨折及多次扭傷。

雖然二十歲之後開始為坐骨神經痛及腰痛所苦，但在生產後重拾運動的習慣，症狀減輕了許多。然而六十歲後因膝蓋痛，被診斷為退化性關節炎。症狀不斷惡化，甚至從需要使用拐杖、手杖的狀態，惡化到難以步行，也無法工作的程度。雖然有在接受膝關節注射玻尿酸等治療，但都沒有太明顯的療效。而我正是在此時開始為她看診的。

在我檢查之下，發現也許是受到年輕時的骨折與扭傷所影響，使她的腳踝鬆弛，大拇指無法出力。因此我在她的右腳以交叉貼紮加強固定；症狀較輕的右腳則使用穿式貼紮，並請她在平時工作時及假日散步時使用。

在剛開始治療時，由於她膝蓋疼痛的關係，整個下肢很沈重，走三千步就到了極限，地面上小小的高低差就可能將她絆倒。而開始持續使用貼紮後，便有所改善，現在已經能輕鬆散步一萬步左右了。

30歲
女性

因抱孩子引發腳踝疼痛貼紮後不再容易腰痛

即使是較年輕的世代，也會出現腳踝造成的坐骨神經痛與腰痛。

這名女性在十幾歲時，曾因田徑而多次扭傷。

在育兒時，因抱孩子而時不時腳踝疼痛。當時的診斷診斷結果表示問題並非出在疼痛的左腳，而是在於右腳關節鬆弛。之後，她開始在站著工作時出現慢性腰痛。

但由於沒有痛到無法動彈，因此她開始使用市售護腰和具有保暖作用的腳踝貼紮。

在我看診過後，發現她的腳踝鬆弛程度很嚴重，因此請她雙腳都使用支撐力強的單條貼紮。

並請她在平時站著工作時也一直穿戴著。而她也因此感到雙腿變得輕盈、腰痛改善、易絆倒的情況消失。

由於疼痛減輕也變得活動自如，讓她感到非常開心。

50歲
女性

睡覺翻身時因疼痛而醒來
疼痛的原因出自於X型腿

這位女性不記得運動和日常生活中，腳踝曾受過傷。

她與疼痛共處超過十年，據說在接受我診斷前的疼痛程度，就已達到十個等級中的第七、八級了。其中最令人難受的症狀，就是在睡覺翻身時，會因疼痛而醒過來。

但由於坐骨神經痛、腰痛原因不明，只能採取對症治療如服用止痛藥、使用護腰等等，但卻仍未見成效。

而在我看診過後，發現她的站立、走路姿勢非常特別。由於她的上半身嚴重駝背，下半身則是膝蓋向內旋，也就是X型腿。而腳踝則是向內（外翻、外旋、蹠屈），很可能因此讓內側韌帶及神經受傷。

為了以溫和的手法矯正姿勢，我請她在就寢時以外的時間，儘可能使用支撐力強的單條式貼紮。她很快就感受到走路變好走、腳步變輕盈的效果，睡覺翻身時也變得輕鬆許多。而就外觀而言，姿勢也有變好，病情很可能會因此有所改善。

50歲
女性

某天突然發生的腰部劇痛
藉由固定腳踝得到了改善

女性關節的可動區本就大於男性，身體也較為柔軟，因此這也代表了韌帶綑綁的力量較弱。隨著年齡增長，韌帶會逐漸拉伸，便有可能導致關節鬆弛。

這位女性不記得自己是否曾受過傷，姿勢上也沒有什麼明顯的特徵。但在看診四天前，腰部突然感覺到劇痛。無論是開車、上廁所等，無論是站立、坐下、躺著的動作，腰部疼痛都達到十個等級中的第十級。

確認腳踝狀態後，我發現她的雙腳都極度鬆弛。若要形容，就是變得搖搖欲墜。

我不會忘記幫她貼上單條式貼紮時的場景。彷彿過去的恐懼都是假的，她從椅子上起立再坐下的姿勢變得流暢了。這是因為疼痛大幅減輕的關係。

由於發病時間不長，所以神經恢復順利。我請她又繼續貼紮了一個月，現在她的疼痛正在漸漸好轉中。

40歲
男性

放著扭傷不管導致膝蓋疼痛
利用護具及阻斷療法獲得大幅改善

與本書主旨「令人意外的，坐骨神經痛和腰痛的原因可能在腳踝」有點不同，因為這個案例的問題很明顯就是在腳踝。

這位案例在六個月前，因內翻扭傷而導致踝關節外側韌帶拉伸。然而未有足夠的治療期間，因此造成同個部位反覆扭傷。頻率高時，一週甚至扭到高達五至六次。三個月前，他開始感覺膝蓋也出現疼痛。

在我看診後發現，他的韌帶已接近慢性損傷，以至於神經、血管所通過的踝隧道也變形，使神經遭到壓迫且受到嚴重的破壞。

因此我請他穿戴比貼紮力道更強的醫療用腳踝固定護具，再加上阻斷治療。

治療立即見效，腳踝和膝蓋的疼痛都消失了。他再也沒扭傷，整個膝蓋至腳踝的部分都感到輕盈許多。由於對腳踝的不安消失，也開始能嘗試過去沒辦法執行的慢跑了。

40歲
男性

因2～3年來的腰痛使腰部彎曲 透過固定腳踝讓爬樓梯變得輕鬆

許多人雖然有下肢疼痛的問題，但卻一直睜一隻眼閉一隻眼。有些人曾看過骨科，也有人接受整復或整脊治療。但許多人經過這些治療後仍不見效，使腰痛慢性化。

這位先生也為腰痛所苦了兩三年。每天的疼痛程度不同，但嚴重時的疼痛程度，約為十個等級中的第六至七級。為了避免腰痛，他會將身體向前彎曲，彎著腰走路，因此幾乎無法上下樓梯，也常常絆倒。

即便如此，由於工作繁忙，他過去沒什麼時間看醫師。在我診斷之後發現，他果然有腳踝鬆弛的問題，因此請他在工作時使用單條式貼紮來改善腳踝鬆弛的情況。

自此之後他感到身體變得輕盈、腰痛減輕，也不再絆倒了。而且走路時可以不用彎腰，也能上下樓梯了，為此感到非常開心。

好奇 Q&A

在本書前段中，針對腳踝造成坐骨神經痛和腰痛的原因、腰椎造成的坐骨神經痛和腰痛之間的不同、腳踝貼紮能改善坐骨神經痛與腰痛症狀的原因，以及能提升貼紮效果的生活習慣，和患者心聲做了詳細的介紹。

而到了本書的尾聲，我將針對患者的常見問題作答，藉此補充前述的內容。希望有助於改善各位的疼痛，並緩解各位的不安。

Q

腳踝貼紮後比較好活動了，但下肢的疼痛並未完全消失。請問大概何時會消失呢？

A

會消失的，但讓受損的神經恢復需要花一些時間。

受到傷害的時間越長，神經受到的損害也會越大。由於坐骨神經很長，因此腫起的部分也會比較長。

一般而言，受損的神經每天大概能恢復一釐米。假設受傷的範圍為三十公分（三百釐米），表示即使解決神經受傷的原因，還要花上三百天，也就是十個月才會復原。

Q

我二十幾歲。雖然沒有坐骨神經痛及腰痛的症狀，但我從學生時期就因運動常常扭傷。未來有可能坐骨神經痛嗎？

A

可能性很高，所以多多走路吧。

由於年輕時腳踝周邊的肌力強，腳踝的鬆弛不會對神經帶來不好的影響。但因扭傷造成的韌帶鬆弛是無法恢復的（但若是仍在長高的成長期，只要在扭傷後妥善固定，則有可能恢復）。隨著年齡增長，肌力衰退後，踝關節的支撐力就會變弱，也有可能導致坐骨神經痛及腰痛。因此請務必記得要多多走路。

Q 知道坐骨神經痛的原因來自腳踝後，該怎麼和主治醫師說呢？

A 給他看這本書，跟他說「我覺得原因應該是這個」。

這是一個非常難的問題。正如本書中所說明，大多數的醫師還不知道坐骨神經痛和腰痛有可能是腳踝所導致。因此若突然告訴他「這個坐骨神經痛的原因是出自於腳踝」，對方也未必能理解。

其中一個方法，就是試著用在藥局等地方能取得的貼紮固定腳踝。

若症狀有因此改善，再把這本書給就診的醫師看，並告訴他「我照這本書所說貼紮後，症狀有改善」，醫師應該也會因此產生興趣，並加以處理。

Q 「體寒是大忌」，那時常熱敷就能早點痊癒嗎？

A 物極必反。

我並不建議「常常」熱敷等，過於極端的作法。讓身體過度寒冷確實不好，但即使如此，若在天氣熱或運動後仍熱敷，其實相當危險。最好的狀態就是平常心，一般看待就行了。

即便我們不刻意採取行動，自律神經也會自行作用，維持身體的恆定。疼痛時就不要移動，寒冷時就熱敷，過熱時就降溫。適當應對是最重要的。

Q

可以貼紮和口服止痛藥並行嗎？可以貼酸痛貼布嗎？

A

雖然口服藥和貼布可以並用，但最重要的是貼紮。

首先，第一要務就是用貼紮固定鬆弛的腳踝。貼紮能停止神經傷害的惡化，讓狀況好轉。發炎及疼痛時，配合貼紮服用口服止痛藥非常有效。而加入有效成分（非類固醇消炎止痛藥）的貼布也相當有效，但無論是哪種貼布，在長時間持續使用之下都可能長疹子。因此建議最多貼半天左右，例如在就寢時或白天時使用。

Q 我正在學習茶道，所以常常會跪坐。跪坐真的那麼不好嗎？

A 跪坐對腳踝不好，請儘量避免。

說真的，我非常希望大家能避免跪坐。跪坐會讓腳踝呈現極度蹠屈的狀態，再加上體重壓迫，對腳踝來說是個非常不友善的姿勢。

跪坐源於對神明或將軍跪拜，表現敬重的姿勢。對一般人而言，則既非傳統也不正式。跪坐姿勢從一六〇〇年代初期（江戶時代初期），透過大名的參勤交替制度，傳播至全國。原本是用來表現對為在高位之人的臣服，但後來演變為帶有敬重的坐姿。

由於跪坐是日本傳統的坐姿，因此我不會逼大家改掉。但還請大家務必謹記，這個坐姿會對腳踝造成極大壓力。

Q 腳踝造成的坐骨神經痛、腰痛有手術可治嗎？

A 有，韌帶重建手術和腓淺神經剝離術。

韌帶重建手術又稱「Tommy John手術（TJ）」，是因重建棒球選手手肘（肌腱、韌帶）而為人所知。

一般來說，TJ手術會從患者健康的手腕上，取下一塊長約十五公分，名為掌長肌的肌腱。並將損傷手肘的韌帶縱向割開，將掌長肌放入。最後埋入的肌腱會取代、輔助手肘的韌帶。

而我所做的腳踝手術，和ＴＪ手術原理幾乎相同。稱為「Watson-Jones手術（ＷＪ）」，能夠重建腳踝韌帶及肌腱。

除了ＷＪ手術之外，我還會加上腓淺神經剝離術。由於腓淺神經因腓骨等而受到拉扯，這項手術目的是讓受拉扯的腓淺神經從腓骨上剝離。

為了能讓腳踝造成的神經問題一口氣解決，手術的恢復比保守治療要來得更快。棒球選手之中，甚至有人在動過ＴＪ手術並在結束復健後，球速變得比受傷前的全盛時期還要來得更快。

Q 我正考慮使用阻斷治療，真的會治好嗎？

A 會變好！

許多坐骨神經痛、腰痛的案例都是慢慢惡化的。選擇保守治療時需要花上許多時間，因此我無法斷言「靠〇〇一定能治好！」而對於發炎、有疼痛狀況的患者來說，阻斷治療相當有用。

照片a是神經阻斷注射前；b是注射後；c則是注射後還想改善，因此動手術（並非韌帶重建，而是後脛骨神經剝離術）出院前的照片。在實施阻斷治療前，患者膝蓋和腰部彎曲，只能扶著東西站立，一步一步慢慢走。但當阻斷治療結束後，整個人便能站立。連原本已習慣向下的視線，也跟著往上了。

手術後，大腿恢復到能大幅抬起的狀態，腳尖也能向上，容易絆倒的狀況也隨之消失了。

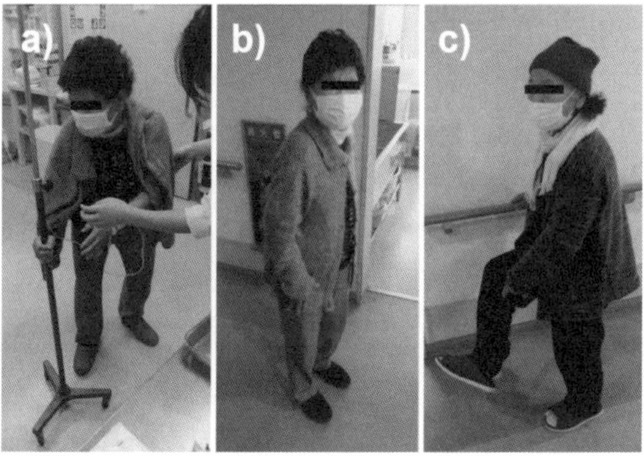

針對後脛骨神經不全麻痺，接受神經阻斷治療前（a） 治療後（b） 手術後（c）

結尾

感謝各位願意閱讀到最後。不知你是否有在本書中找到你所追尋的答案呢？書中曾多次提及，至今仍有許多醫師不清楚我所提倡的「腳踝可能造成坐骨神經痛、腰痛」理論。為了打破現狀，我致力於努力研究和發表，並為了推廣，而寫下了這本書。

在正篇中我也有提到，坐骨神經痛、腰痛是比較棘手的症狀。因此我不否認有可能是因書中未介紹到的其他原因所造成。因此感到不適時，建議先接受診斷，並將疼痛及症狀告知醫師。由於醫師知道很多病例，想必會一起找尋治療方式。

另外也有手術治療等方式，因此不需要一個人沈浸在絕望之中。

最後，我希望為坐骨神經痛與腰痛所苦的患者都能看到這本書。也希望有更多醫師能看到這本書，進而推廣「有些坐骨神經痛及腰痛是因腳踝所造成」的研究成果。

二〇二二年十月　荻原祐介

作者 **萩原祐介**

醫學博士，東邦鎌谷醫院的醫師（骨科外科、手外科、末梢神經外科）。東京大學研究所工學系研究科精密工學特任研究員。山梨醫學大學（現在的山梨大學）醫學部，畢業於日本醫學大學研究所。將在手外科的見聞，運用在腰痛常常出自於腳踝的研究上。獲得學會獎，並常針對醫師舉辦講座。全國各地有難治之症的患者，皆來求診。甚至受邀至遙遠的醫院動手術。依據準確的診斷，分別進行恢復（神經阻斷）、防禦（復健）、攻擊（手術）的治療，被稱為「末梢神經騎士」。

STAFF

編輯・構成・DTP／ZOU JIMUSHO
設計／Two Three
本文插畫／ENOMOTO TAIKI
圖版／HARADA HIROKAZU
執筆協力／SUGANO TŌRU

腳踝貼紮可以改善坐骨神經痛？

專科醫師的最新理論！

出　　版／楓葉社文化事業有限公司
地　　址／新北市板橋區信義路163巷3號10樓
郵政劃撥／19907596 楓書坊文化出版社
網　　址／www.maplebook.com.tw
電　　話／02-2957-6096
傳　　真／02-2957-6435
編　　著／萩原祐介
翻　　譯／李婉寧
責任編輯／陳亭安
內文排版／楊亞容
港澳經銷／泛華發行代理有限公司
定　　價／360元
出版日期／2024年11月

國家圖書館出版品預行編目資料

腳踝貼紮可以改善坐骨神經痛？專科醫師的最新理論！/ 萩原祐介作；李婉寧譯. -- 初版. -- 新北市：楓葉社文化事業有限公司, 2024.11 面； 公分

ISBN 978-986-370-731-8（平裝）

1. 腰椎間盤突出症 2. 神經外科 3. 保健常識

416.29　　113014781